100 entraînements
au poids du corps sans matériel
Volume 1
2021

**Neila Rey** | **darebee.com**

Traduit de l'anglais par **Natalia Tolu**

Imprimé au Royaume-Uni. Première impression 2021.
ISBN-10: 1-84481-150-6
ISBN-13: 978-1-84481-150-2

Avertissement et Clause de non-responsabilité. Bien que toutes les précautions aient été prises pour vérifier l'exactitude des informations contenues dans le présent document, l'auteur et l'éditeur déclinent toute responsabilité pour d'éventuelles erreurs ou omissions. L'auteur et l'éditeur déclinent également toute responsabilité pour les dommages ou blessures pouvant résulter de l'utilisation des informations contenues dans cette publication.

# 100 entraînements

1. Une & Une
2. 2 Minutes
3. Burpee en 12 pas
4. 180 Action
5. 1000 Points
6. Abdos définis
7. Abdos de fer
8. Achille
9. Je refuse d'obéir
10. Dans l'air
11. Amazone
12. Ancré
13. Armure: abdos
14. Bras de fer
15. Avantages
16. Équilibre & Coordination
17. Bête
18. Garde du corps
19. Sous contrôle
20. Frontière
21. Roc
22. Boxeur
23. Boxeur HIIT
24. Mec, ça dérive vite
25. Cardio & Core
26. Ciseau
27. Contact rapproché
28. Code des abdos
29. Code
30. Pause café
31. Force: combat
32. Concurrent
33. Core solide
34. Crucible
35. Brûle-graisse quotidien
36. Au quotidien
37. Rafale
38. ADN: réécrire
39. Double action
40. Pyramide dynamique
41. Éliminateur
42. Épique
43. Express
44. Extracteur
45. Point éloigné
46. Cinq minutes planche
47. Point éclair
48. Fremen
49. Givré
50. Gamer
51. Gladiateur
52. Golem
53. Gravité
54. Le natif
55. Gardien
56. Garde
57. Circuit de l'enfer
58. Hercule
59. Dos fait maison
60. Sauteur
61. Chasseresse
62. Infinité
63. Lierre
64. Pyramide de Jack
65. Genoux en forme
66. Jambes musclées
67. Boucle
68. Bas du dos
69. Fais-moi plaisir !
70. Explosion
71. Maître Pack
72. Maximus
73. Soirée cinéma
74. Cou sans douleur
75. Ninja
76. Colère d'Odin
77. Bureau
78. Parkour
79. Promenade
80. Puissance 15
81. Gâteau
82. Bataille d'oreillers
83. Terrain de jeux
84. Sous tension
85. Pompe & Squat
86. Mercure
87. Ranger
88. Rebelle
89. Guerrère rouge
90. Rôtissoire
91. Révolte
92. Courrez, espèce de petit malin
93. Yoga sur une chaise
94. Shieldmaiden
95. Métamorthe
96. Argent
97. Abdos sur canapé
98. Abdos debout
99. Maître des étoiles
100. Cygne

# Introduction

Les exercices au poids du corps peuvent paraître faciles, mais si vous n'y êtes pas habitué, c'est moins aisé qu'il n'y paraît. C'est tout aussi intense que la course et c'est tout aussi difficile, donc si vous avez du mal avec cela au tout début, c'est parfaitement normal. Vous vous améliorerez une fois que vous commencerez à le faire régulièrement. Faites-le à votre rythme et prenez des pauses plus longues si vous en avez besoin.

Vous pouvez commencer par une seule séance individuelle de la collection et puis voir ce que vous ressentez. Si vous êtes nouveau dans l'entraînement au poids du corps, commencez toujours par une séance de niveau I (niveau de difficulté).

Vous pouvez choisir n'importe quel nombre de séances par semaine, généralement entre 3 et 5, et les alterner pour des résultats optimaux.

Certaines séances sont plus adaptées à la perte de poids et à la tonification, d'autres sont plus adaptées à la force, certaines font les deux. Pour vous faciliter le choix, elles ont toutes été classées par *Objectif*. Utilisez ce principe pour créer un programme d'entraînement en fonction de votre besoin.

Les entraînements *Brûle-Graisse* et *Force* vous aideront à perdre du poids, à augmenter votre capacité pulmonaire et à améliorer votre tonus musculaire. Certains sont simplement plus spécialisés, mais cela ne signifie pas que vous devez vous concentrer exclusivement sur l'un ou l'autre. Quel que soit votre objectif avec l'entraînement au poids du corps, vous bénéficierez d'exercices qui produisent des résultats dans les deux domaines.

Pour une accessibilité maximale cette collection a été conçue pour être utilisé complètement sans équipement, de sorte que plusieurs exercices au poids du corps, comme les tractions, ont été exclus. Si vous voulez travailler davantage vos biceps et votre dos et que vous avez accès à une barre de traction, si vous avez une chez vous ou que vous pouvez en utiliser ailleurs, comme sur un terrain de jeu proche (barres de singe par exemple), en plus de votre entraînement vous pouvez faire des tractions en prise large et en prise serrée, 3 séries jusqu'à épuisement 2-3 fois par semaine avec jusqu'à 2 minutes de repos entre les séries. Vous pouvez également ajouter des tractions au début ou à la fin de chaque série d'un entraînement de force.

**Tous les entraînements de cette collection conviennent aux hommes et aux femmes, aucune restriction d'âge ne s'applique.**

# Mode d'emploi

Les fiches d'entraînement (ou séance) (en anglais = workout) sont lues de gauche à droite et contiennent les informations suivantes: grille avec exercices (images), nombre de répétitions à côté de chacun, nombre de séries pour votre niveau de forme physique (I, II ou III) et temps de repos:

## EXEMPLE

BAREBEE ENTRAÎNEMENT © darebee.com

**NIVEAU I** 3 séries **NIVEAU II** 5 séries **NIVEAU III** 7 séries **REPOS** jusqu'à 2 min

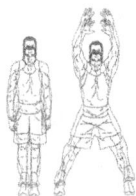

**10** jumping jacks

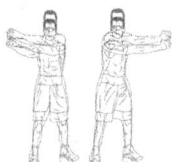

**20** levées de genoux

**40** coups de mains serrées

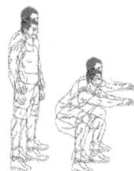

**UN** squat

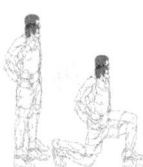

**20** fentes

**10-count** planche maintenue

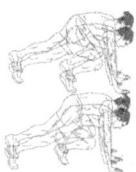

**20** grimpeurs

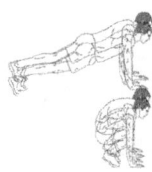

**10** sauts en position planche

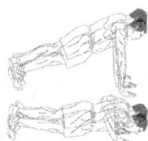

**to failure** pompes (jusqu'à épuisement)

### Niveaux de difficulté:

Niveau I: normal

Niveau II: difficile

Niveau III: avancé

### 1 série

10 jumping jacks

20 levées de genoux (10 chaque jambe)

40 coups de mains serrées (20 chaque côté)

un squat = 1 squat

20 fentes (10 chaque jambe)

10-count planche (maintenir la position en comptant jusqu'à 10)

20 grimpeurs (10 chaque jambe)

10 sauts en position planche

to failure pompes (votre maximum)

2 minutes maximum de repos entre les séries (30 secondes, 60 secondes ou 2 minutes - comme vous le sentez)

«Répétitions» signifie: combien de fois un exercice est effectué. Les répétitions sont généralement situés à côté du nom de chaque exercice. Le nombre de répétitions est toujours un nombre total pour les deux jambes / bras / côtés. Il est plus facile de compter de cette façon: par exemple s'il dit 20 grimpeurs, cela signifie que les deux jambes sont déjà comptées = c'est 10 répétitions par jambe.

«To failure» signifie: «répétitions jusqu'à épuisement» = votre maximum personnel, vous répétez le mouvement jusqu'à ce que vous ne puissiez plus le faire. Cela peut aller de un à vingt, ce qui s'applique normalement à des exercices plus difficiles. Le but est d'en faire le plus possible.

La transition d'un exercice à l'autre est une partie importante de chaque série = c'est souvent ce qui rend un entraînement particulier plus efficace. Les transitions sont soigneusement élaborées pour surcharger davantage des groupes musculaires spécifiques pour de meilleurs résultats. Par exemple, si vous voyez une planche suivie de pompes, cela signifie que vous commencez à effectuer des pompes juste après avoir fini avec la planche en évitant de laisser tomber votre corps sur le sol entre les deux.

Il n'y a pas de repos entre les exercices, seulement après les séries, sauf indication contraire. Vous devez terminer la série complète d'un exercice à l'autre aussi vite que possible avant de pouvoir vous reposer.

Que signifie «jusqu'à 2 minutes de repos»: cela signifie que vous pouvez vous reposer jusqu'à 2 minutes, mais plus tôt vous pourrez recommencer, mieux ce sera. Finalement, votre temps de récupération s'améliorera naturellement, vous n'aurez pas besoin des deux minutes pour récupérer = et cela indiquera également que votre condition physique s'améliore.

«10-count» signifie: maintenir une position en comptant jusqu'à 10, par exemple «20-count planche» signifie: planche maintenue en comptant jusqu'à 20.
«To fatigue planche» signifie: planche maintenue jusqu'à épuisement.
«10 levées de bras en planche» signifie: planche avec levées de bras en alternance (5 fois chaque bras = 10 pour les deux)

Vous pouvez trouver le lexique utilisé à la fin du livre.

Temps de repos recommandé:

Niveau I: 2 minutes ou moins

Niveau II: 60 secondes ou moins

Niveau III: 30 secondes ou moins

Si vous ne pouvez pas encore faire toutes les pompes au niveau I, il est parfaitement acceptable de faire des pompes sur les genoux à la place. La modification fait travailler les mêmes muscles qu'une pompe complète, mais réduit considérablement la charge, ce qui vous aide à vous y habituer. Il est également possible de passer aux pompes sur les genoux à tout moment si vous ne pouvez plus faire des pompes complètes dans les séries suivantes.

**Bibliothèque d'exercices vidéo**
http://darebee.com/exercises

# Une & Une

Repoussez vos limites ! C'est un entraînement par intervalles — une minute pour chaque exercice suivi de pauses d'une minute entre les deux. Il booste votre métabolisme et vous aide à brûler les graisses. Il vous mettra au défi quel que soit votre niveau de forme physique, car vous pouvez simplement augmenter l'intensité à chaque répétition, dans chaque série, pour cette explosion d'énergie spéciale.

**Objectif : Brûle-Graisse**

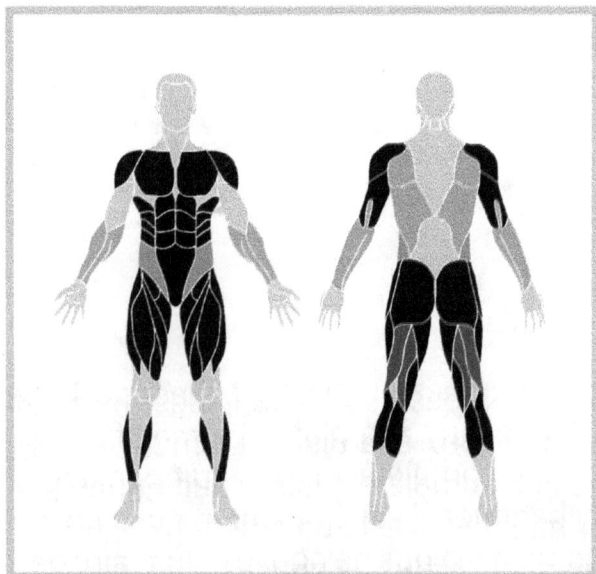

# une & une

ENTRAÎNEMENT PAR DAREBEE © darebee.com

1 minute pour chaque exercice / 1 minute de repos entre les exercices

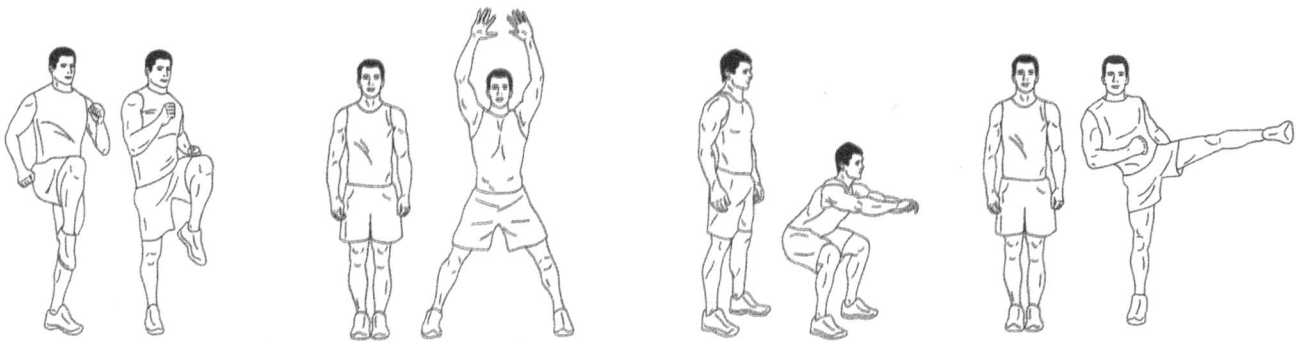

levées de genoux

jumping jacks

squats

levées de jambe
sur le côté

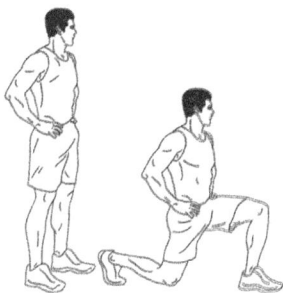

fentes

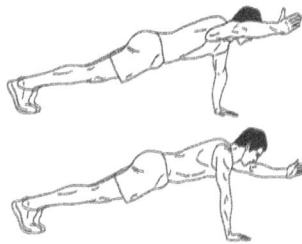

levées de bras
en planche

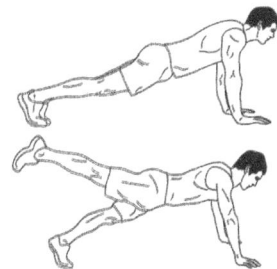

levées de jambe
en planche

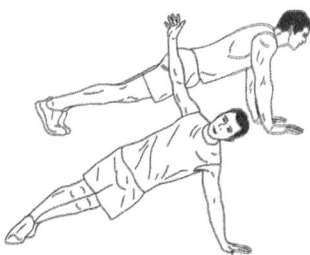

rotations en planche

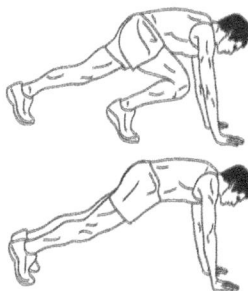

grimpeurs

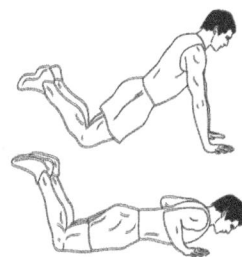

pompes sur les genoux

# 2  2 Minutes

Pas de repos pour les vigoureux ! Il s'agit d'un entraînement de haute intensité pour le bas du corps, conçu pour vous aider à atteindre l'explosivité. Commencez à n'importe quel niveau avec lequel vous vous sentez à l'aise, mais faites-le à fond chaque fois pour en profiter davantage.

## Objectif : Brûle-Graisse

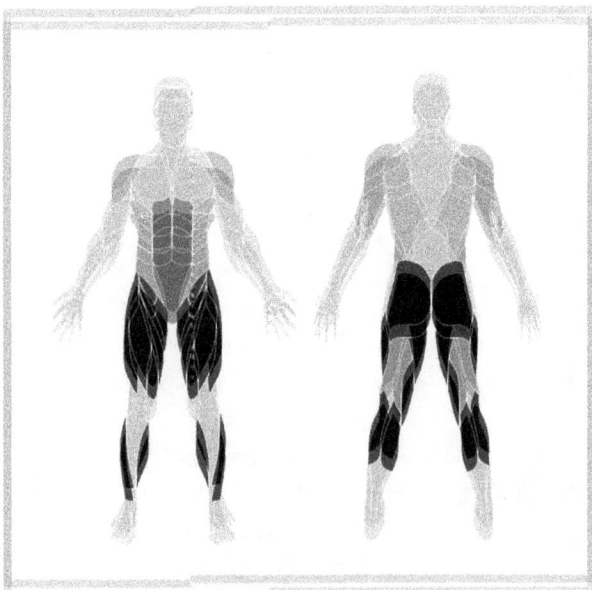

# 2 minutes
## entraînement

par DAREBEE © darebee.com

20 secondes pour chaque exercice / pas de repos entre les exercices.

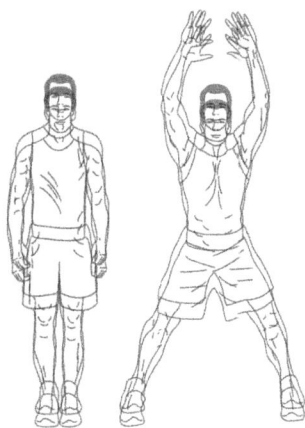

jumping jacks

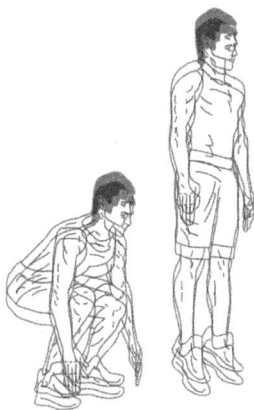

squats sautés

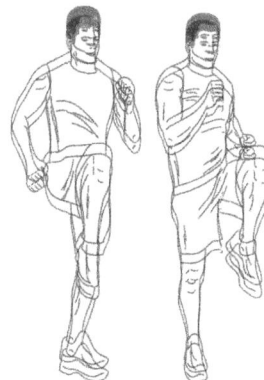

levées de genoux

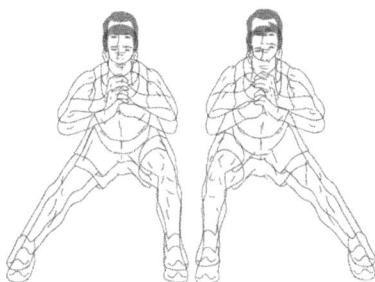

fentes latérales

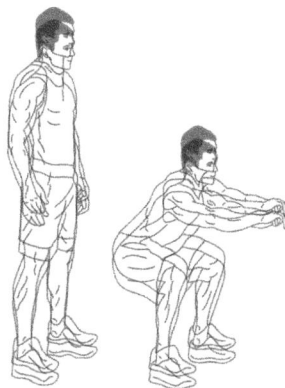

squats

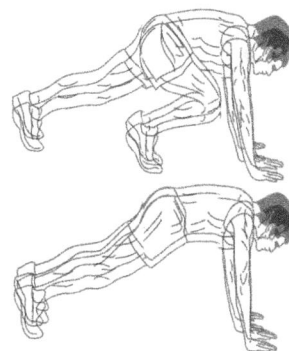

grimpeurs

## 3 Burpee En 12 Pas

Un burpee pour vaincre tous ! Ceci est un super-ensemble de l'exercice de burpee classique. Le programme en douze étapes vers l'ensemble de burpee parfait peut être pratiqué partout où vous avez un peu d'espace au sol, ce qui en fait la routine d'exercice parfaite à avoir avec vous lorsque vous voyagez.

**Objectif : Brûle-Graisse**

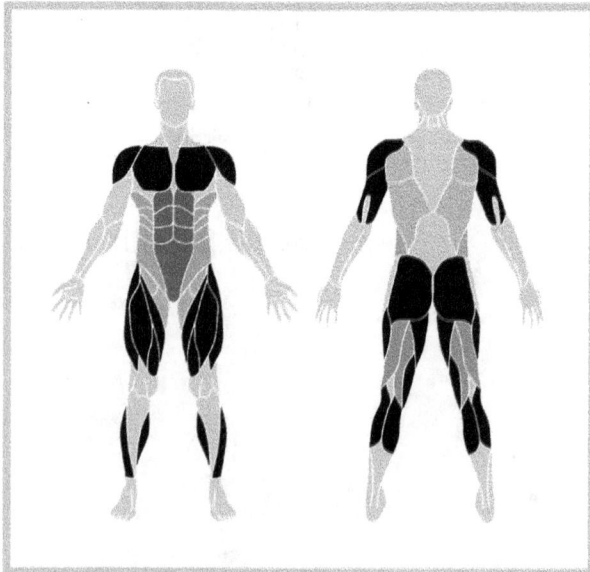

# EN 12 PAS
# BURPEE

ENTRAÎNEMENT PAR DAREBEE © darebee.com

**NIVEAU I** 10 burpees   **NIVEAU II** 20 burpees   **NIVEAU III** 30 burpees

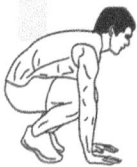
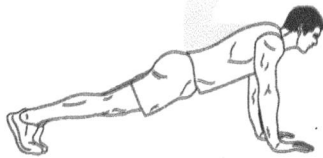
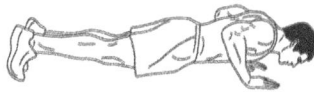
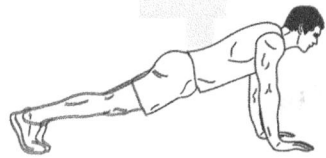

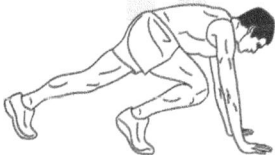
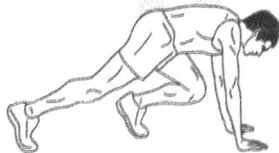
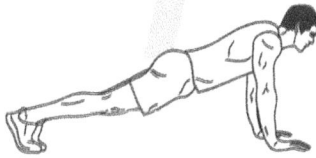
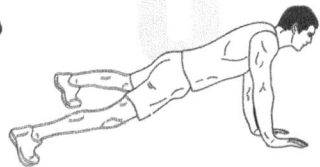

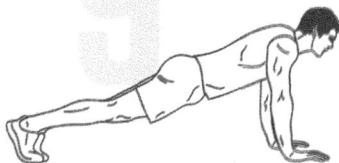
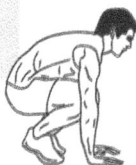
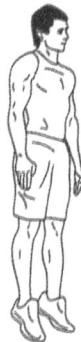
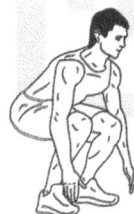

## 4 | 180 Action

Avec l'exercice, de petits changements peuvent produire des résultats étonnamment importants. Un changement de direction chaque fois que vous appuyez sur le sol offre non seulement une certaine variation, mais il remet également en question la tendance de votre corps à tomber dans une routine optimisée qui minimise l'énergie nécessaire pour faire quoi que ce soit. Cela rend les exercices physiquement difficiles, mais il y a d'autres avantages cachés : en changeant de direction chaque fois que les exercices deviennent plus difficiles du point de vue de la reconnaissance cognitive. En bref, ils défient votre cerveau, l'obligeant à travailler plus dur pour s'adapter. L'exercice permet d'obtenir des gains significatifs en clarté mentale, en coordination et même en augmentant le QI.

### Objectif : Brûle-Graisse

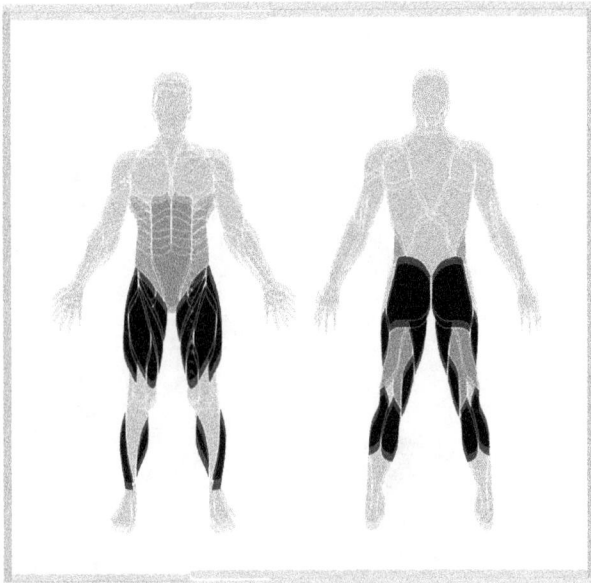

# 180º action

ENTRAÎNEMENT PAR DAREBEE © darebee.com

**NIVEAU I** 3 séries  **NIVEAU II** 5 séries  **NIVEAU III** 7 séries  **REPOS** jusqu'à 2 min

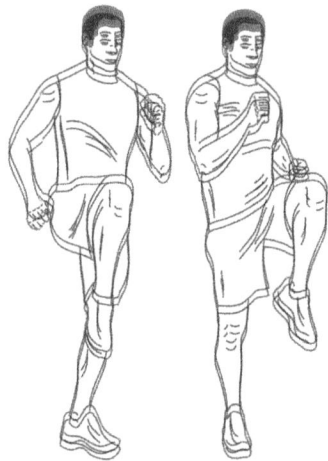

**20** levées de genoux

squat sauté

**20** levées de genoux

squat sauté

**20** levées de genoux

squat sauté

**20** levées de genoux

squat sauté

**20** levées de genoux

squat sauté

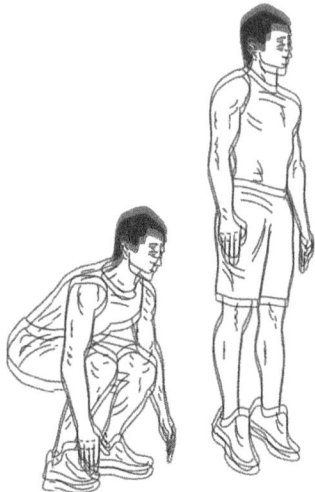

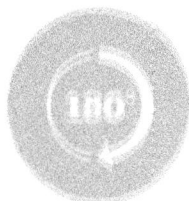

**Changez de direction** après chaque squat sauté, sautez et tournez à 180º

## 5    1000 Points

Récompensez-vous avec un point et sentez-vous bien dans ce que vous faites avec un entraînement conçu pour dynamiser votre corps. L'entraînement pour tout le corps *1000 Points* vous permettra de vous envoler dans l'air et maîtriser le sol.

### Objectif : Brûle-Graisse

**1000 POINTS**

ENTRAÎNEMENT PAR DAREBEE @ darebee.com

L'entraînement tout au long de la journée, chaque répétition = 1 point

squats     jumping jacks     sauts en frappant les talons

# 1000 POINTS

DAREBEE WORKOUT © darebee.com

L'entraînement tout au long de la journée chaque rep = 1 point

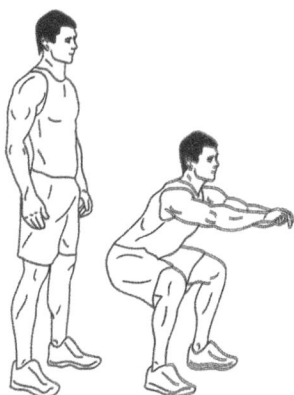

flexions

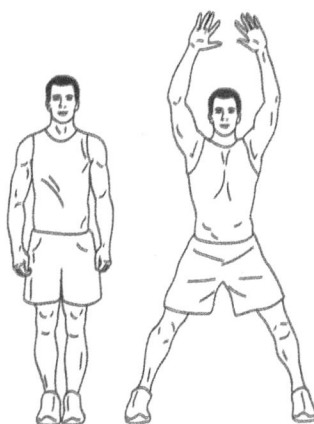

jumping jacks

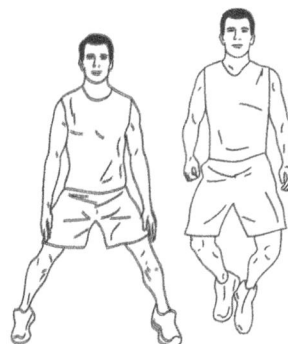

saut en frappant les talons

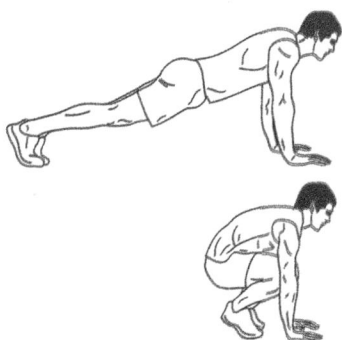

planche jump-ins

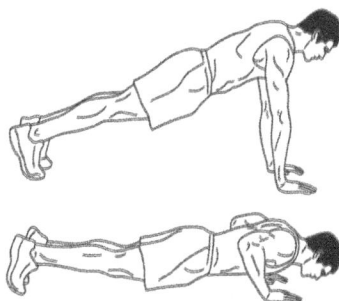

pompes

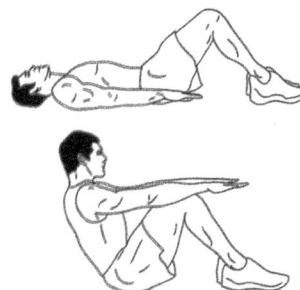

levées du buste

## 6 Abdos Définis

Rationalisez votre corps, changez votre posture et ajoutez de la puissance supplémentaire à chacune de vos routines avec l'entraînement *Abdos Définis*. Non seulement pourrez-vous ressentir le changement dans votre façon de marcher, mais vous verrez également la différence chaque fois que vous effectuez un exercice.

## Objectif : Abdos

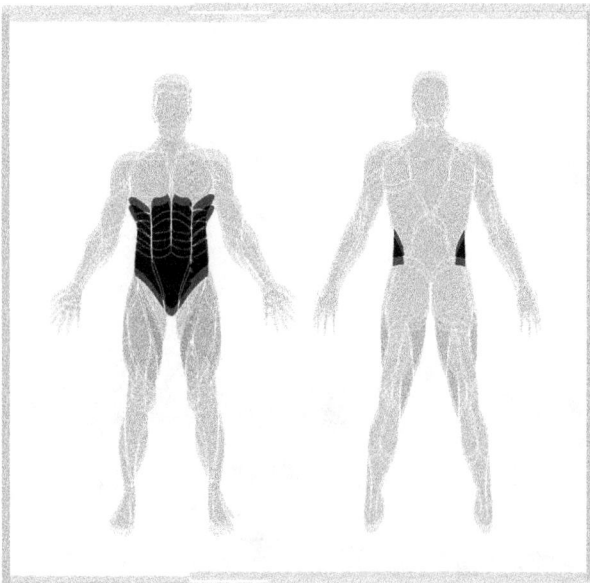

# abdos définis

ENTRAÎNEMENT PAR DAREBEE © darebee.com

**NIVEAU I** 3 séries **NIVEAU II** 4 séries **NIVEAU III** 5 séries **REPOS** jusqu'à 2 min

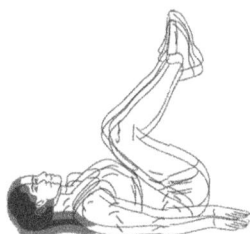

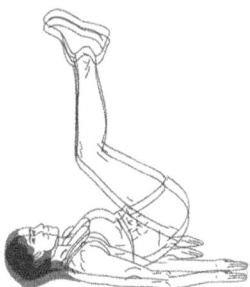

**10** crunchs inversés

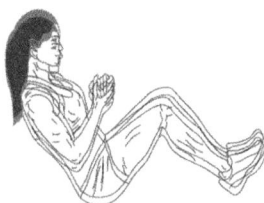

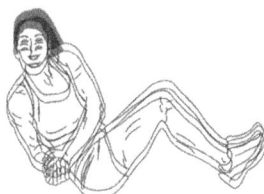

**4** rotations russes

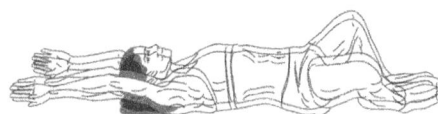

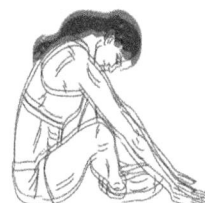

**10** levées du buste
papillon

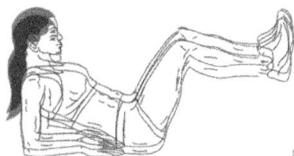

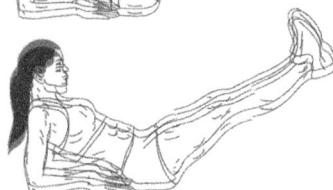

**10** crunchs rameur

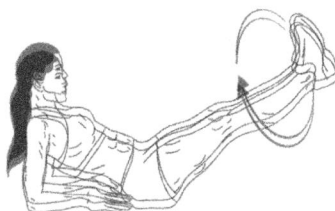

**4** cercles jambes
levées

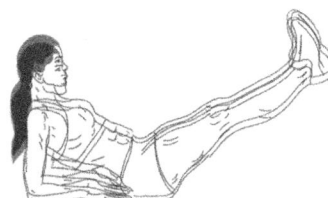

**10-count** jambes levées
(en comptant jusqu'à 10)

# 7 Abdos De Fer

Les muscles abdominaux sont les armures du corps. Ils aident à protéger vos organes vitaux contre les dommages. Ils permettent à votre corps de fonctionner au maximum et, une fois sans vêtements, ils vous donnent une superbe apparence. Cet entraînement est l'enclume où cette armure est façonnée.

**Objectif : Abdos**

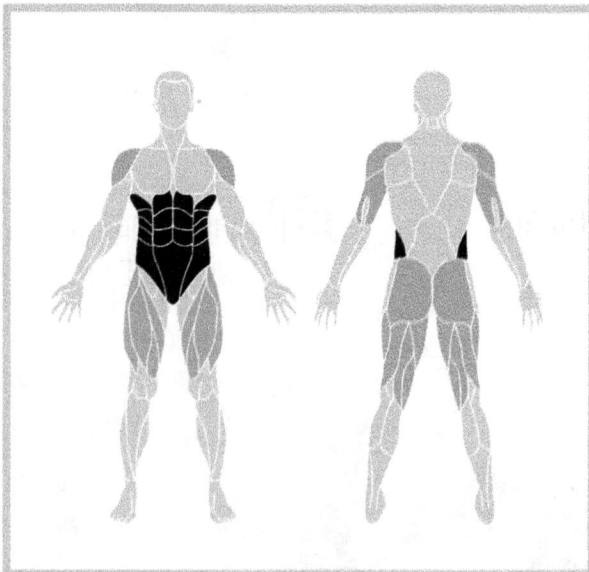

# abdos de fer

ENTRAÎNEMENT PAR DAREBEE © darebee.com

**NIVEAU I** 3 séries **NIVEAU II** 4 séries **NIVEAU III** 5 séries **REPOS** jusqu'à 2 min

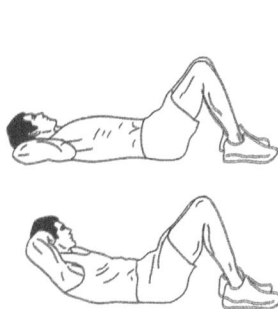

**10** levées du buste

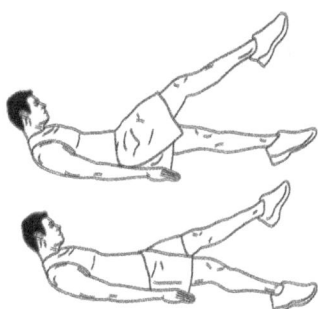

**10** battements de jambes

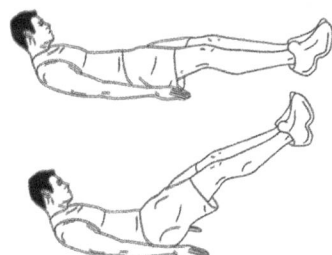

**5** levées de jambes

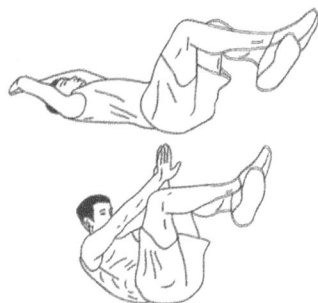

**10** crunchs bras-genoux

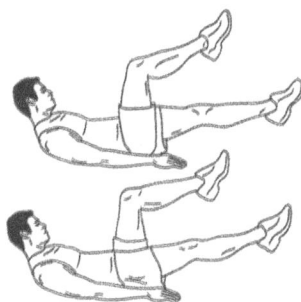

**10** crunchs air-bike

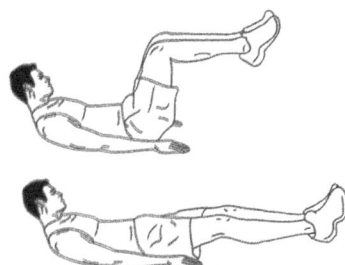

**5** crunchs rameur

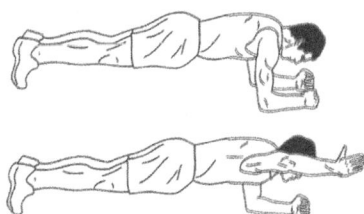

**10** levées de bras
en planche

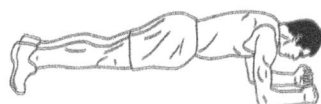

**10-count** planche
sur les avant-bras

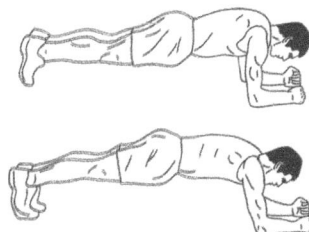

**5** planche body saw
(la scie)

**10-count** = "en comptant jusqu'à 10"

# 8 Achille

Le corps est composé de deux sections de base: le haut du corps et le bas du corps. La puissance physique émerge en forgeant une meilleure connexion synchronisée des deux. L'entraînement *Achille* vise à vous aider à le faire grâce à une série de routines qui vous donneront l'impression de travailler dur.

## Objectif : Brûle-Graisse

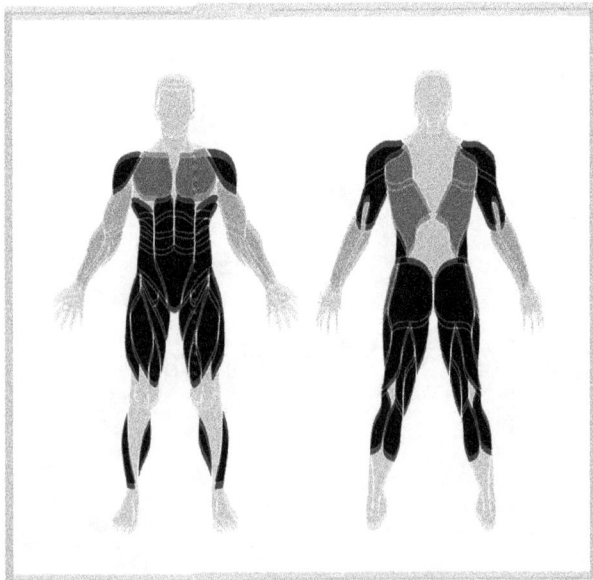

# ACHILLE

ENTRAÎNEMENT PAR DAREBEE © darebee.com

**NIVEAU I** 3 séries  **NIVEAU II** 5 séries  **NIVEAU III** 7 séries  **REPOS** jusqu'à 2 min

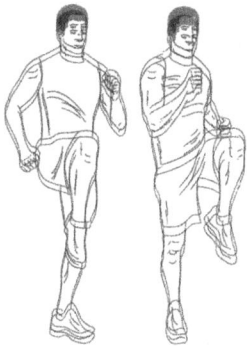

**20** levées de genoux

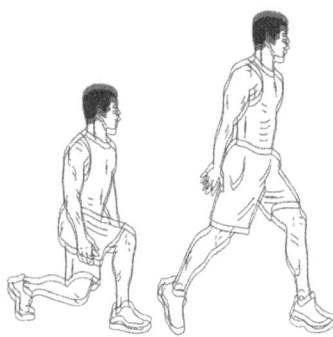

**4** fentes sautées

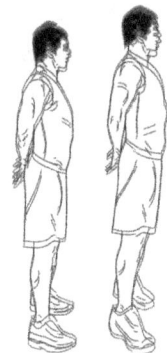

**4** talons levés

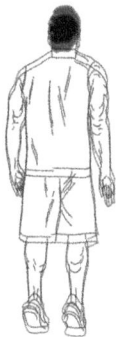

**20-count** talons levés
(en comptant jusqu'à 20)

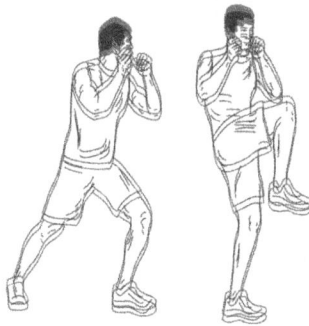

**20 combos** coup de genou + coup de coude

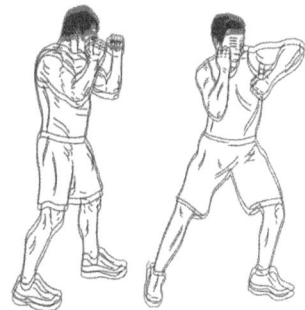

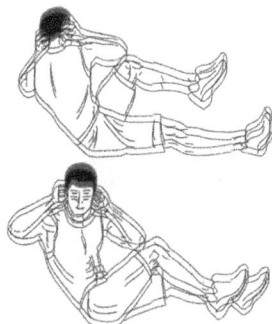

**10** crunchs
genou-au-coude

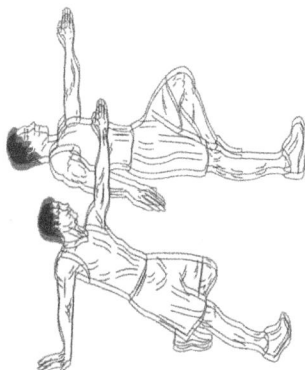

**10** levées du buste

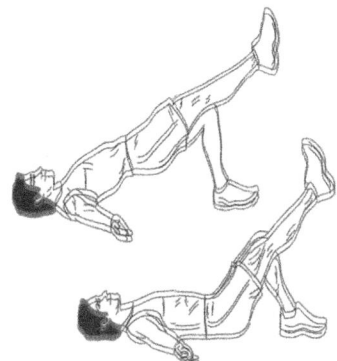

**10** ponts sur une jambe

# 9   Je Refuse d'Obéir

*« Vous êtes tous montés sur ce bateau pour des raisons différentes, mais vous allez tous au même endroit. Alors maintenant, je vous demande plus qu'avant. Peut-être tout. Je suis sûr d'une chose, ils vont revenir. Soit dans un autre monde, soit dans celui-ci qui sera vidé. Dans un an, dix ans, ils reviendront à la conviction qu'ils peuvent rendre les gens… meilleurs. Et je ne tiens pas à cela. Donc plus de fuites. Je vise à me conduire mal.» Mal, Serenity.*

**Objectif : Force & Tonification, Haut Du Corps**

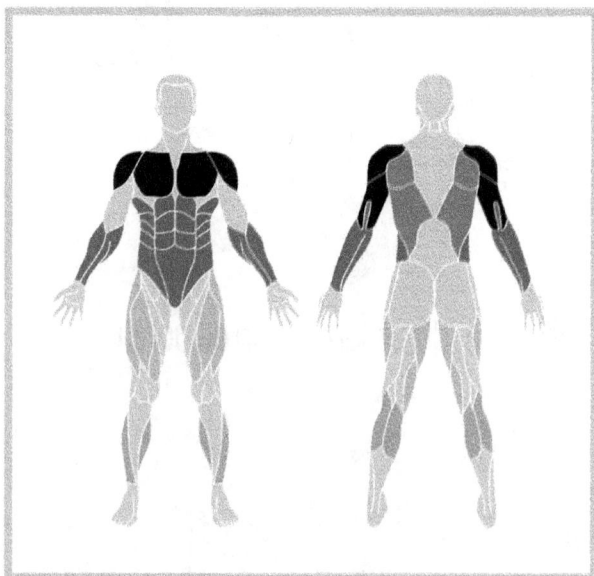

# JE REFUSE
# D'OBÉIR

ENTRAÎNEMENT PAR DAREBEE © darebee.com

**NIVEAU I** 3 séries **NIVEAU II** 4 séries **NIVEAU III** 5 séries **REPOS** jusqu'à 2 min

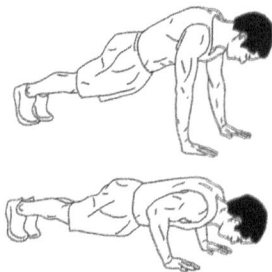

**2** pompes

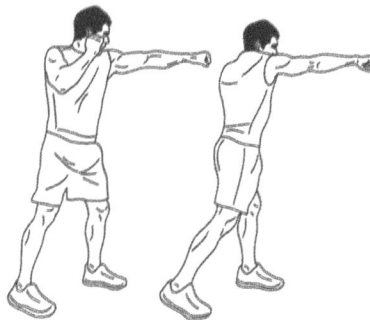

**20** coups de poing

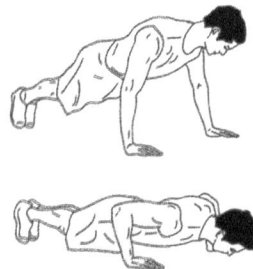

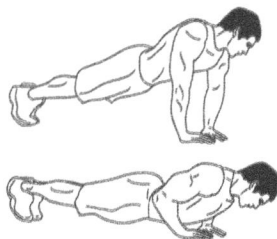

**2** pompes prise large

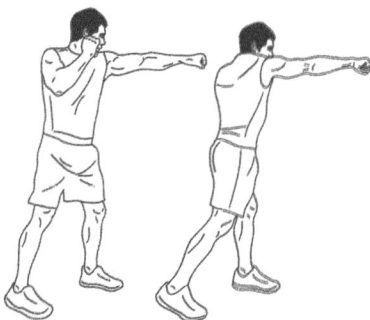

**20** coups de poing

**2** pompes prise étroite

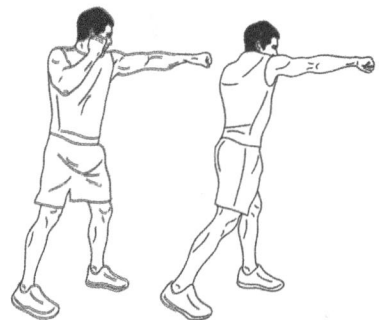

**20** coups de poing

# Dans l'Air

Le sol est en lave ! Quoi que vous fassiez, ne restez pas ancré. L'entraînement *Dans l'Air* est une action non-stop et une routine cardio à domicile qui fera travailler tout votre corps et défiera votre capacité aérobie. Envolez-vous pour donner des ailes à vos performances par la suite dans tout type d'activité sportive. Il s'agit d'un entraînement qui utilise votre poids corporel contre vous, maximisant l'impact sur vos muscles pour des résultats assez spectaculaires.

**Objectif : Brûle-Graisse**

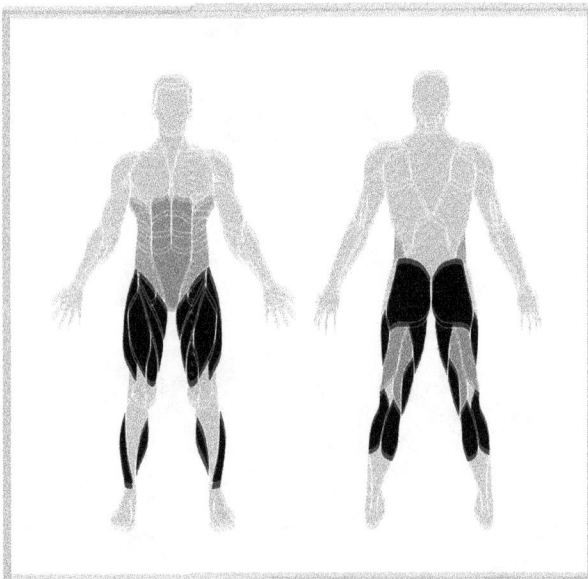

# DANS L'AIR

ENTRAÎNEMENT PAR DAREBEE © darebee.com

**NIVEAU I** 3 séries **NIVEAU II** 5 séries **NIVEAU III** 7 séries **REPOS** jusqu'à 2 min

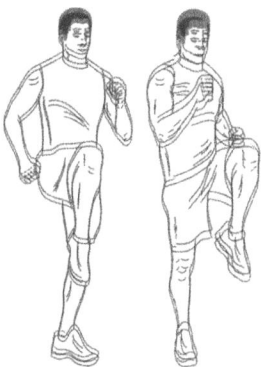

**20** levées de genoux

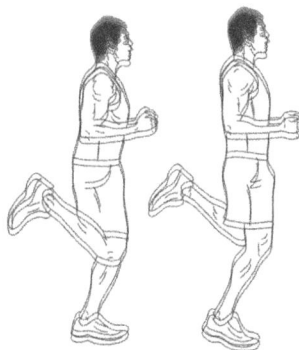

**10** talons fesses

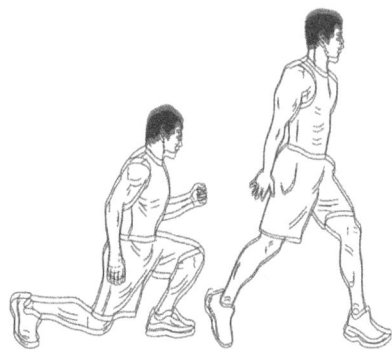

**2** fentes sautées

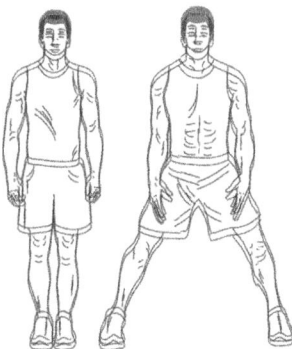

**20** sauts écarté-serré

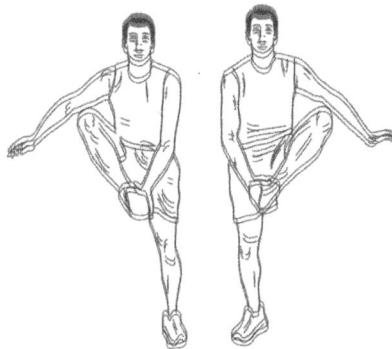

**10** sauts toucher-pied

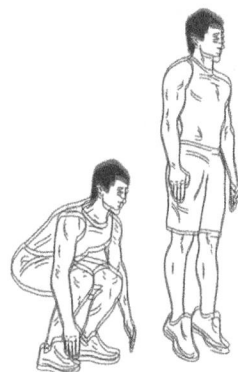

**2** squats sautés

## 11 Amazone

La force du bas du corps, les mouvements explosifs, l'agilité et la grâce font parties de l'arsenal de compétences d'Amazone. Il s'agit d'un entraînement qui vous propulse d'un sommet à l'autre, les exercices successifs ciblant des groupes musculaires, imposant des exigences différentes à chacun. Apprenez à combiner divers attributs de fitness et à prendre le contrôle de votre corps.

**Objectif : Brûle-Graisse**

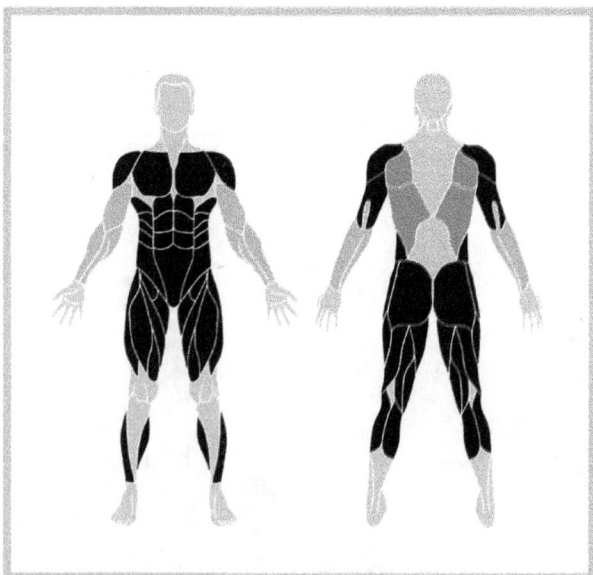

# AMAZONE

ENTRAÎNEMENT PAR DAREBEE © darebee.com

**NIVEAU I** 3 séries **NIVEAU II** 5 séries **NIVEAU III** 7 séries **REPOS** jusqu'à 2 min

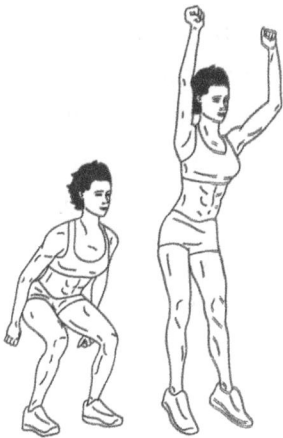

**2** squats sautés

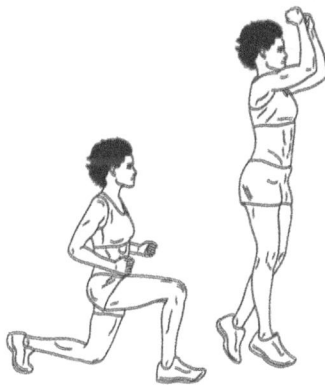

**10** fentes sautées

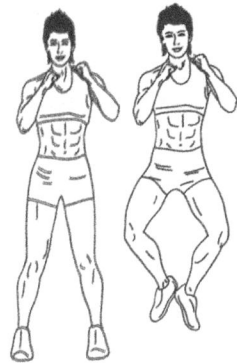

**2** sauts en frappant les talons

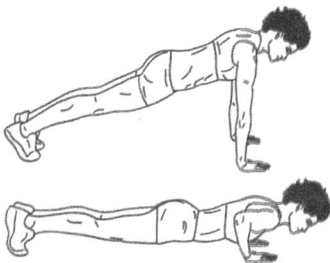

**10** pompes

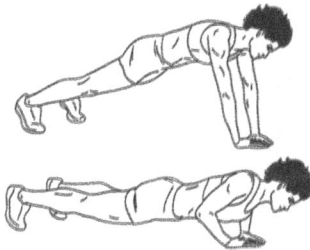

**2** pompes prise étroite

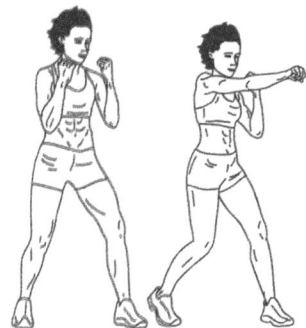

**20** coups de poing

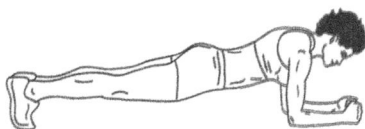

**10-count** planche sur les avant-bras

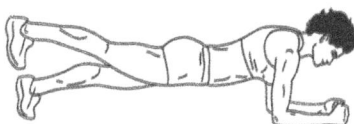

**20-count** planche jambe levée

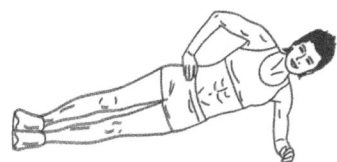

**20-count** planche latérale

**10-count** = "en comptant jusqu'à 10"

## 12 Ancré

Les étirements actifs exigent que vous preniez une position et que vous la mainteniez en utilisant uniquement la force des muscles antagonistes. Les résultats de l'étirement actif ne sont pas seulement des muscles allongés, mais également une croissance musculaire accrue, des tendons plus forts et une plus grande amplitude de mouvement dans les principaux groupes musculaires par la suite. L'entraînement d'étirement actif *Ancré* vous emmène à travers certaines positions qui affectent les principaux groupes musculaires. Vous sentirez la différence après.

**Objectif : Étirement**

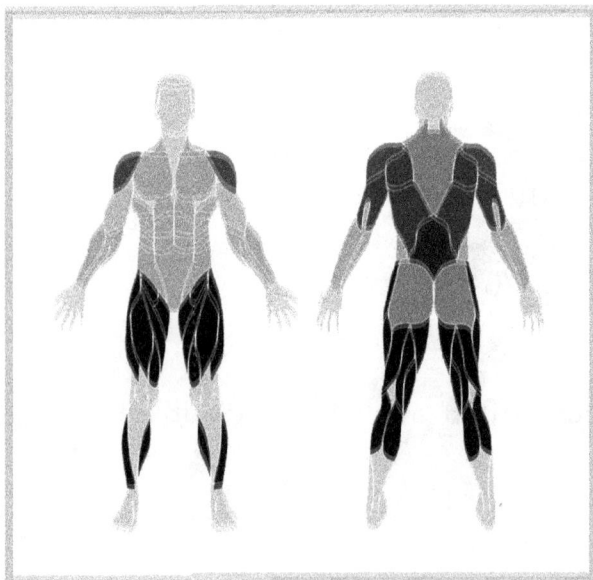

# ANCRÉ

ÉTIREMENT ACTIVE PAR DAREBEE © darebee.com

**60 sec chaque exercice** = 30 sec chaque jambe (position maintenue)
**3 séries** / jusqu'à 2 minutes de repos entre chaque série

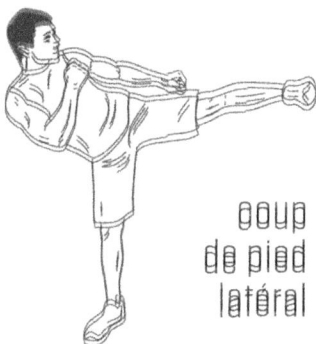

coup
de pied
latéral

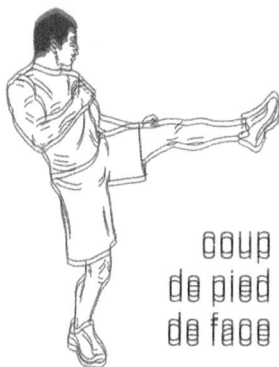

coup
de pied
de face

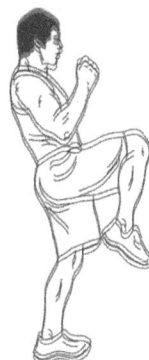

genou levé

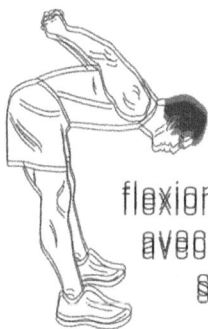

flexion avant
avec mains
serrées

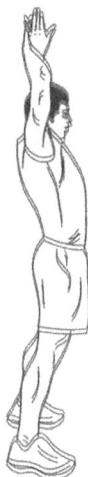

bras
levés
mains
croisées

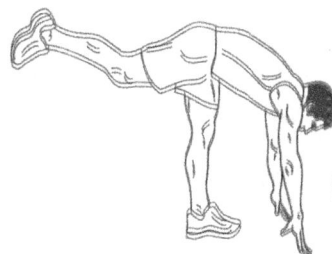

flexion
avant
en
équilibre

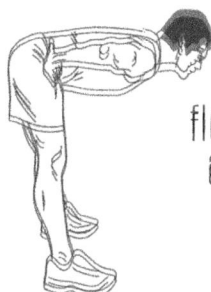

flexion
avant

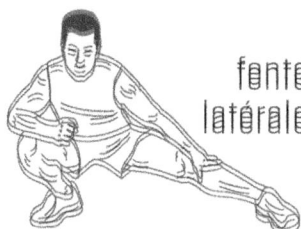

fente
latérale

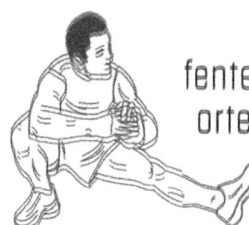

fente latérale
orteils levés

## 13 Abdos De Fer

Des muscles abdominaux en béton affectent tout : la façon dont vous vous as-seyez, la marche et vos performances dans tous les sports. La résistance à la fatigue et la fluidité de vos mouvements. Il s'agit d'un entraînement qui appuie sur tout les bons boutons, vous aidant à vous tonifier et à renforcer vos abdominaux, et l'été prochain, vous serez reconnaissant de l'avoir fait.

**Objectif : Abdos**

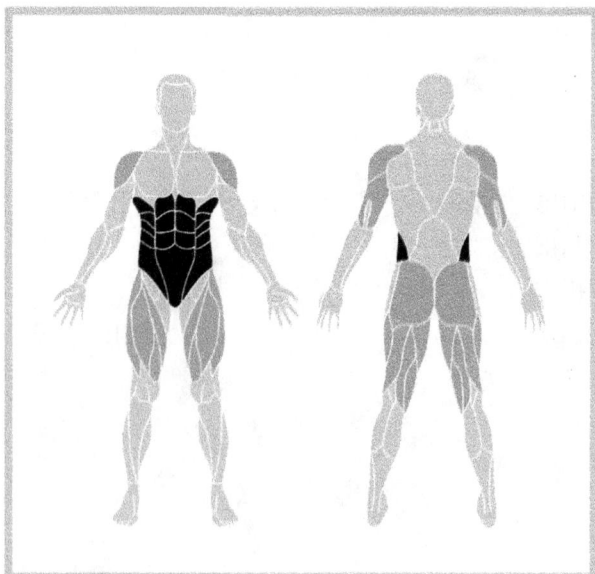

# ARMURE: ABDOS

ENTRAÎNEMENT PAR DAREBEE © darebee.com

**NIVEAU I** 3 séries  **NIVEAU II** 4 séries  **NIVEAU III** 5 séries  **REPOS** jusqu'à 2 min

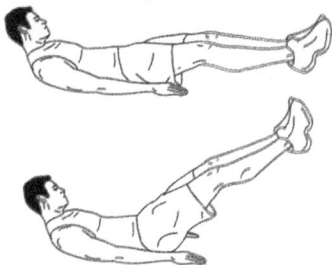

**5** levées de jambes

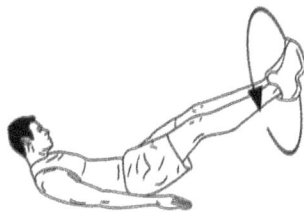

**5** cercles jambes levées

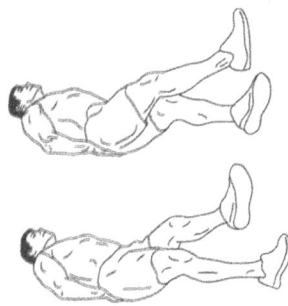

**10** ciseaux

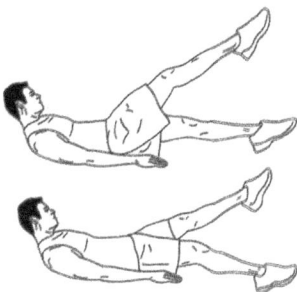

**10** battements de jambes

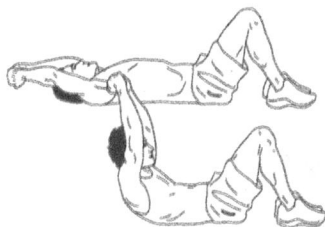

**5** crunchs bras tendus

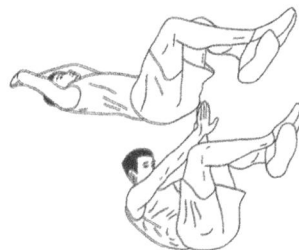

**5** crunchs bras-genoux

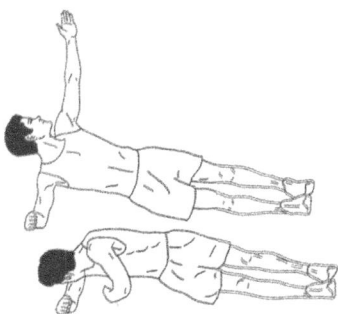

**10** rotations en planche

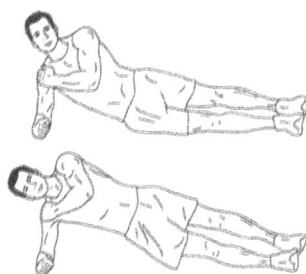

**10** ponts sur le côté

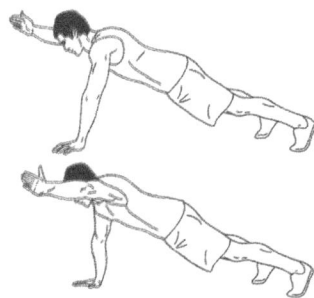

**10** levées de bras
en planche

## 14 Bras De Fer

Quel que soit le sport que vous pratiquez, vos bras en sont un élément essentiel et plus ils sont forts, mieux vous vous améliorez. Les renforcer n'est cependant pas une tâche facile. C'est là que l'entraînement *Bras De Fer* entre en jeu. Non seulement il s'attaque à vos bras sous pratiquement tous les angles, mais il ne vous donne pas non plus de temps de repos, forçant vos muscles à récupérer à la volée. Ensuite, non seulement vous aurez des «bras de fer», mais vous aurez aussi le genre d'armes du pouvoir, pour sauver le monde ... peut-être.

**Objectif : Force & Tonification, Haut Du Corps**

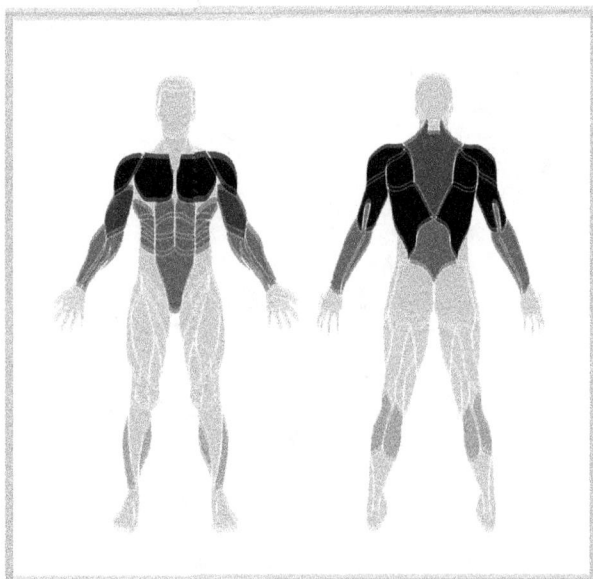

# Bras de Fer

ENTRAÎNEMENT PAR DAREBEE © darebee.com

NIVEAU I 3 séries  NIVEAU II 4 séries  NIVEAU III 5 séries  REPOS jusqu'à 2 min

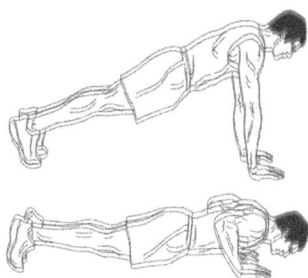

**2** pompes

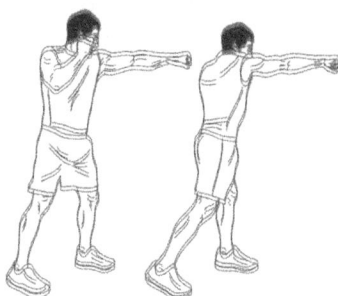

**20** coups de poing

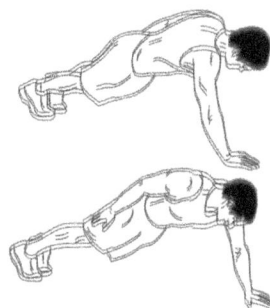

**10** toucher-cuisse alternées en planche

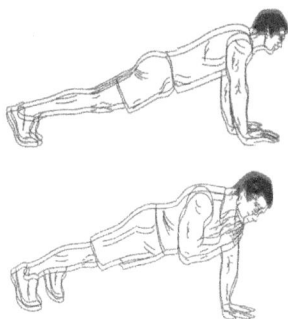

**10** toucher-épaule en planche

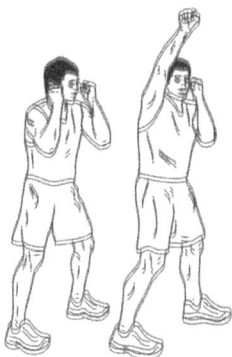

**20** coups de poing vers le haut

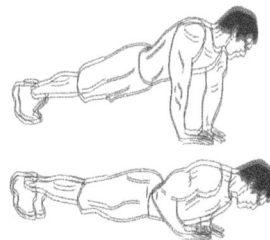

**2** pompes triceps

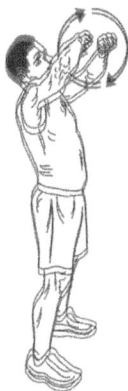

**2 min** de rotations (speed bag punches) à la place de repos après chaque série, vitesse à votre aise

## 15 Avantages

Cet entraînement est conçu pour vous rendre mince et vaillant. Vous allez transpirer en le faisant. Votre corps sera engourdi, vos poumons seront en feu et vous vous sentirez comme si vous étiez mis à lourde épreuve. Mais... vous savez que ça vaut le coup, et vous le faites pour gagnez ce jeu. À quel point cela est cool ?

**Objectif : Brûle-Graisse**

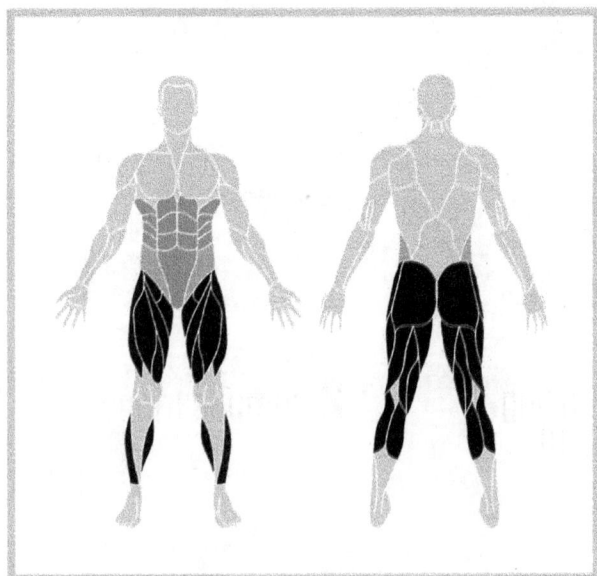

# AVANTAGES
## TOUT DE SUITE

ENTRAÎNEMENT PAR DAREBEE © darebee.com

**NIVEAU I** 3 séries **NIVEAU II** 5 séries **NIVEAU III** 7 séries **REPOS** jusqu'à 2 min

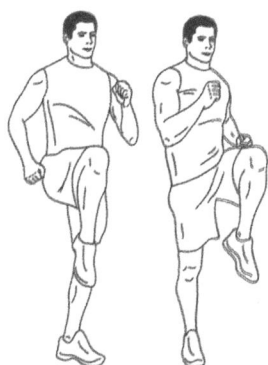

**20** levées de genoux

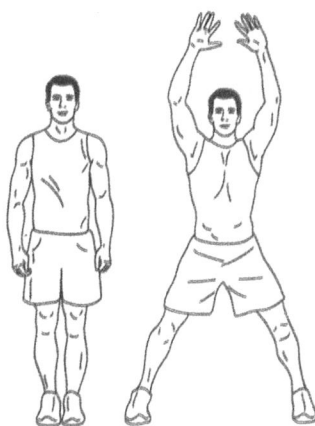

**10** jumping jacks

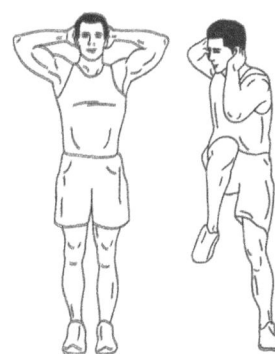

**10** genou-au-coudes

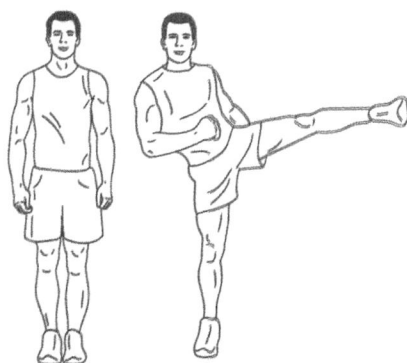

**20** levées latérales de jambes

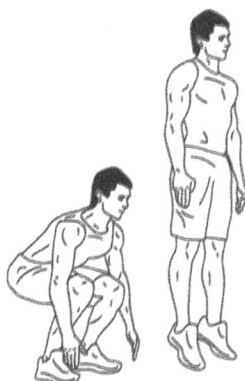

**2** squats sautés

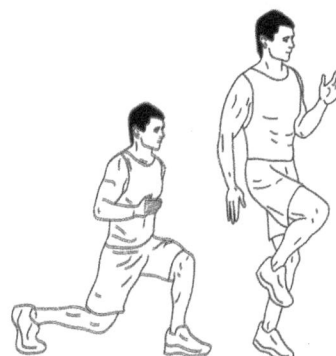

**10** fentes avec levée de genou

# 16 Équilibre & Coordination

Un bon équilibre est le résultat d'un core solide, de tendons stables et de groupes musculaires de soutien puissants. Les exercices d'équilibre aident à développer les groupes musculaires et les tendons nécessaires pour développer le contrôle musculaire, les grandes prouesses physiques et le type de force corporelle qui marque les vrais athlètes.

**Objectif : Force & Équilibre**

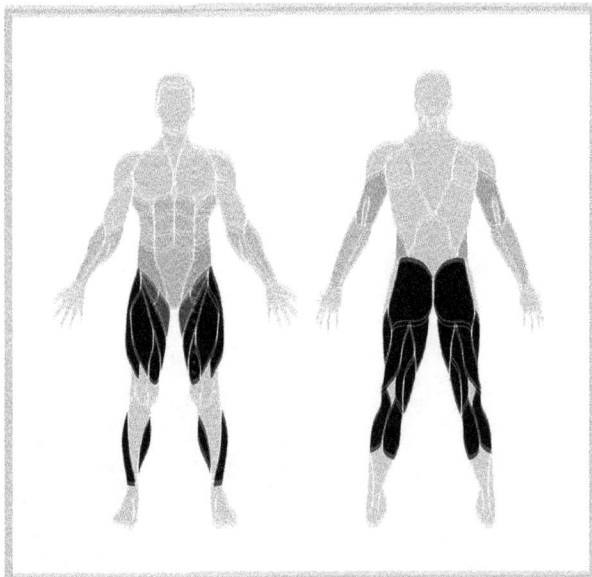

# ÉQUILIBRE & COORDINATION

ENTRAÎNEMENT PAR DAREBEE © darebee.com

Maintenez chaque position pendant 20 secondes puis continuez.
Répétez la séquence encore de l'autre côté.

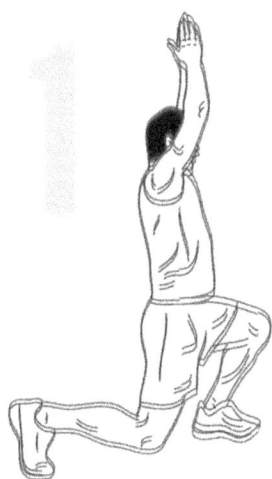

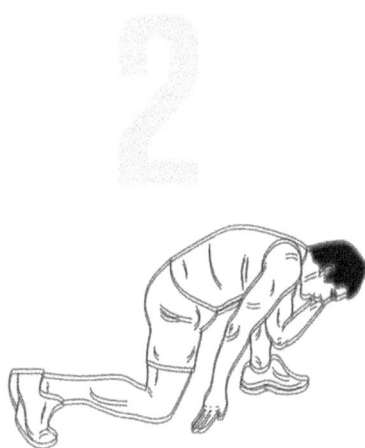

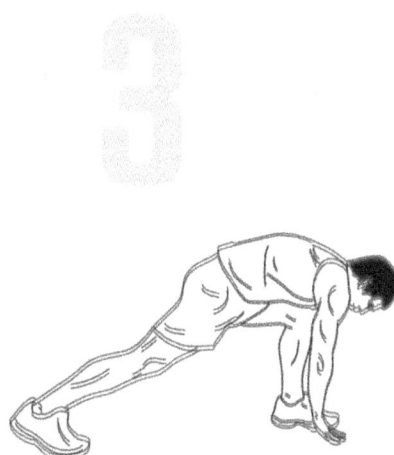

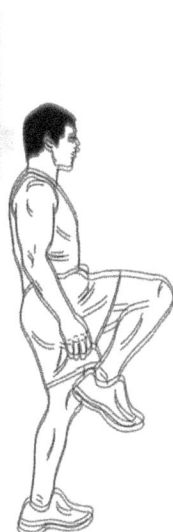

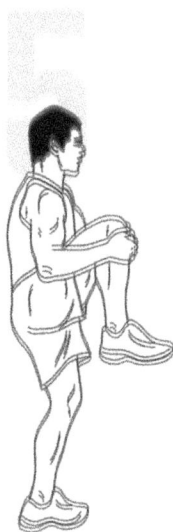

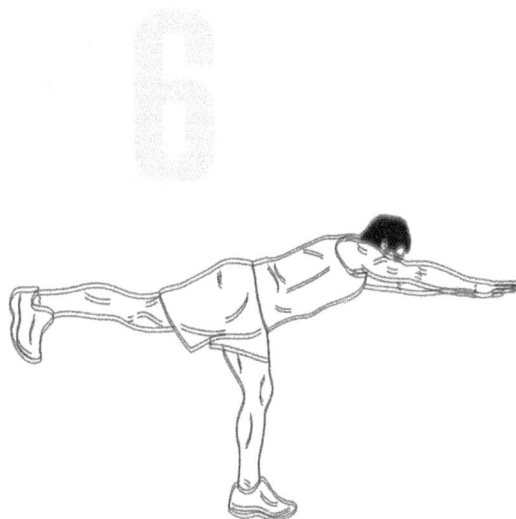

1

2

3

4

5

6

## 17 Bête

Vous connaissez les moments où vous avez besoin de contempler la vie et d'entrer en contact avec votre guide spirituel et découvrir votre animal-totem? C'est juste l'un d'eux. Préparez-vous pour l'action, regardez au plus profond de vous-même et libérez votre bête intérieure pour vous aider à traverser l'entraînement. Dans le processus, vous découvrirez un nouveau vous. De nouvelles capacités sont débloquées et des muscles que vous n'avez probablement pas utilisés auparavant de la même manière entrent en jeu et ... vous vous transformez.

**Objectif : Force & Tonification**

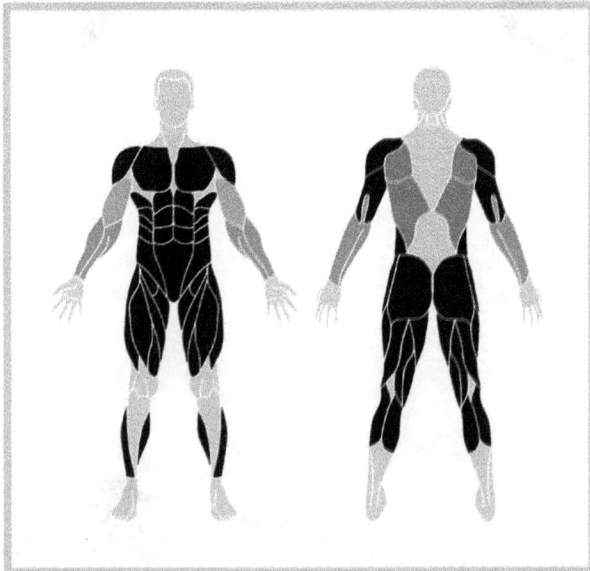

# La Bête

ENTRAÎNEMENT DAREBEE
© darebee.com
**NIVEAU I** 3 séries
**NIVEAU II** 5 séries
**NIVEAU III** 7 séries
**REPOS** jusqu'à 2 minutes

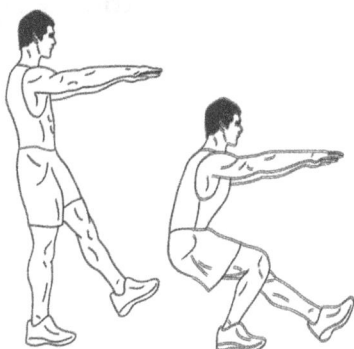

**10** pistol squats

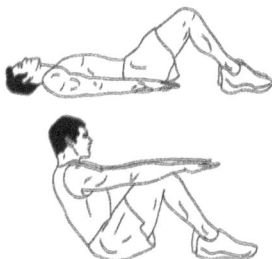

**10** levées du buste

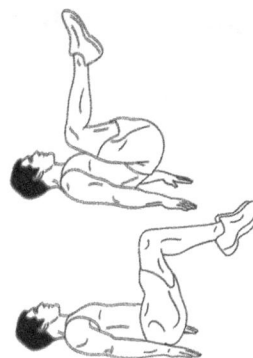

**10** crunchs inversés

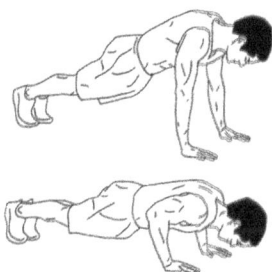

**5** pompes

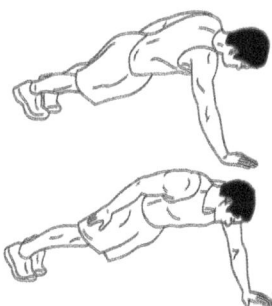

**10** toucher-cuisse en planche

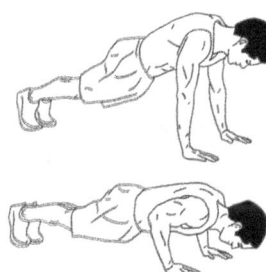

**5** pompes

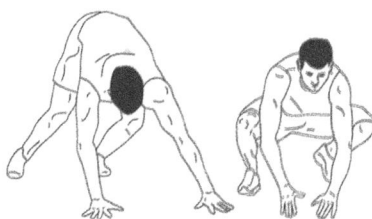

**10** sauts "grenouille"

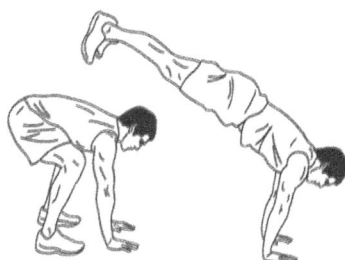

**5** ruades

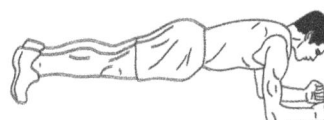

**60sec** planche sur les avant-bras

## 18 Garde Du Corps

L'endurance est la capacité des muscles de travailler longtemps et aussi durement. Comme toute compétence sportive, elle peut être développée. L'entraînement *Garde Du Corps* vous aide à développer la capacité de faire un travail soutenu et énergique, longtemps après que tout le monde autour de vous soit tombé au sol d'épuisement.

**Objectif : Force & Tonification**

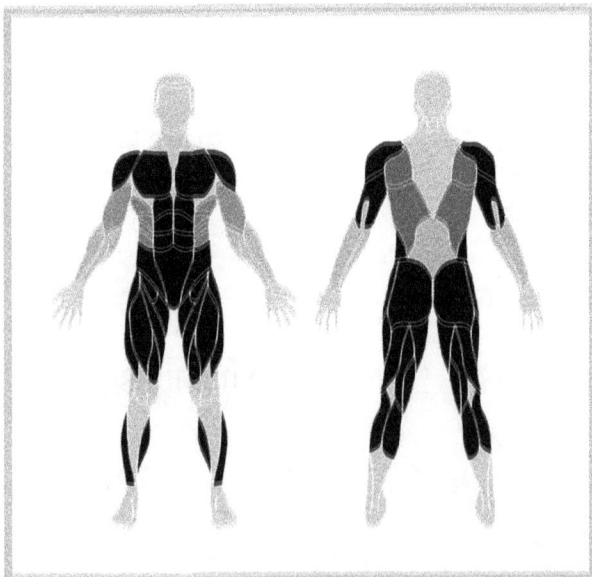

# GARDE DU CORPS

ENTRAÎNEMENT PAR DAREBEE © darebee.com

**NIVEAU I** 3 séries **NIVEAU II** 5 séries **NIVEAU III** 7 séries **REPOS** jusqu'à 2 min

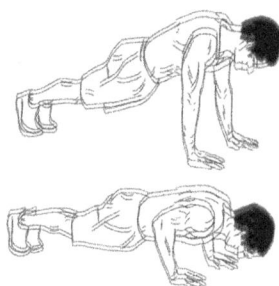

**10** pompes

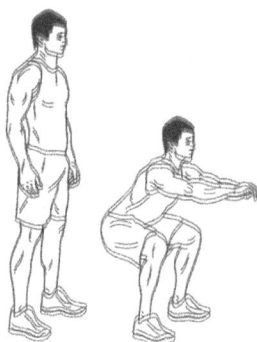

**10** squats

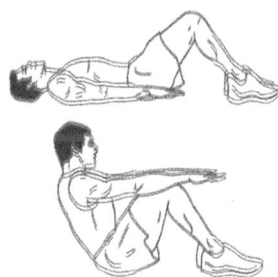

**10** levées du buste

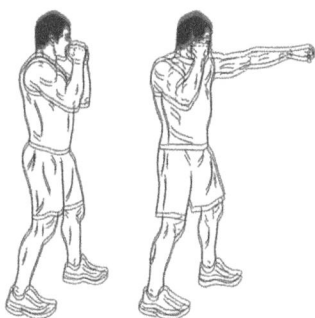

**20** coups de poing

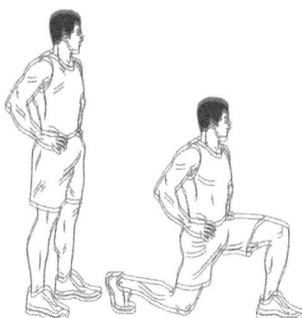

**10** fentes

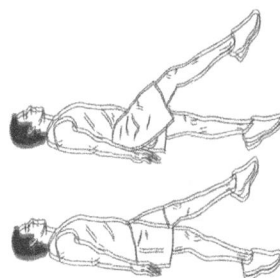

**20** battements de jambes

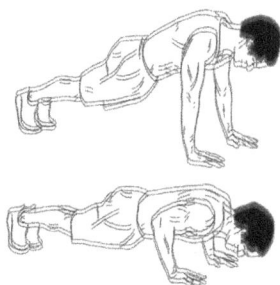

**10** pompes

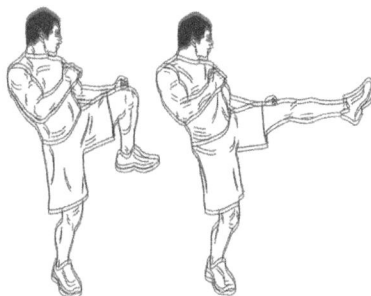

**20** coups de pied de face

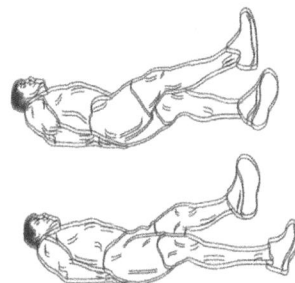

**10** ciseaux

## 19     Sous Contrôle

Nous nous entraînons parce que ce que nous voulons vraiment, c'est de booster nos corps, de les contrôler, d'en faire des engins qui répondent à nos attentes. Ce n'est jamais facile. Cela prend du temps, des efforts, du travail acharné. L'entraînement *Sous Contrôle* est un pas dans cette direction: contrôlez le corps dans lequel vous vivez. S'il y avait jamais eu une pure formule qui produisait le résultat souhaitable, cela serait très proche de l'être.

**Objectif : Force & Tonification**

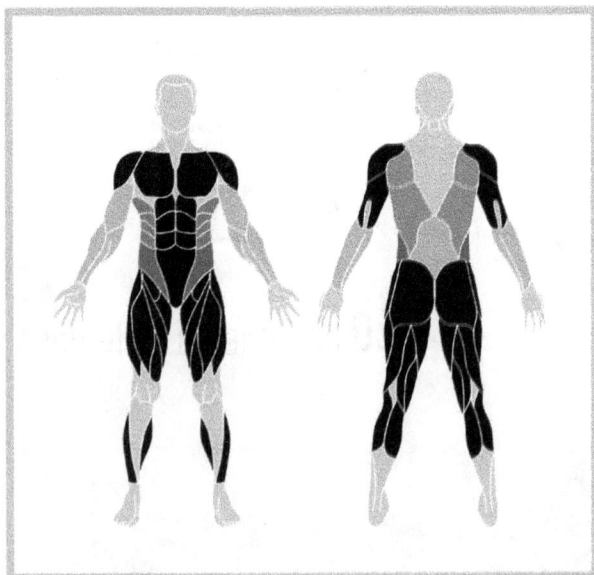

# SOUS CONTRÔLE

ENTRAÎNEMENT PAR DAREBEE © darebee.com

**NIVEAU I** 3 séries **NIVEAU II** 5 séries **NIVEAU III** 7 séries **REPOS** jusqu'à 2 min

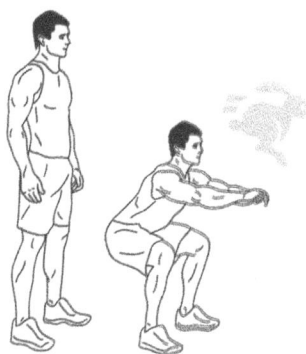

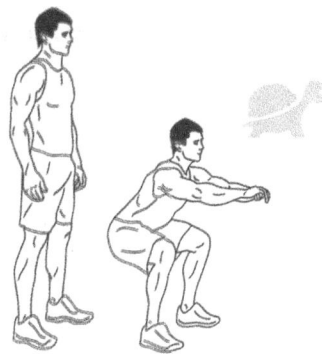

**10** squats rapides          **10-count** planche          **10** squats lents

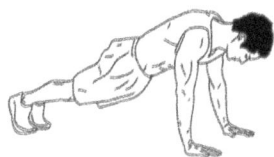

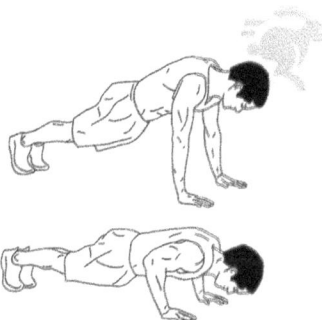

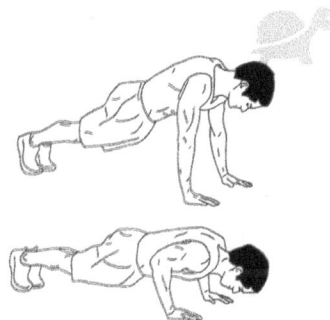

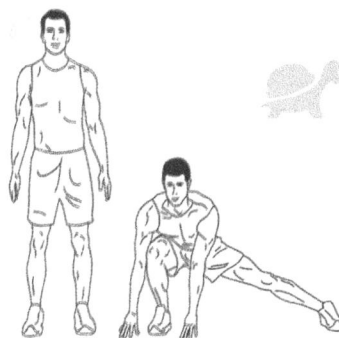

**5** pompes rapides          **10-count** planche          **5** pompes lentes

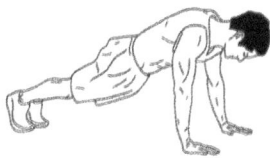

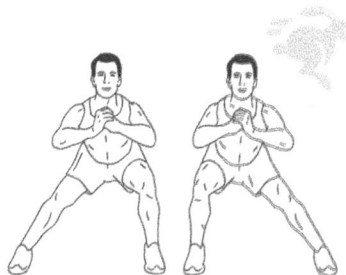

**10** fentes latérales rapides          **10-count** planche          **10** fentes profondes lentes

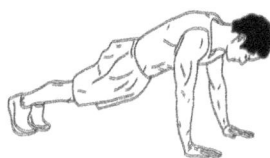

**10-count** = "en comptant jusqu'à 10"

## 20 Frontière

La seule fois où l'entraînement *Frontière* peut être amélioré, c'est lorsqu'il implique deux lignes au lieu d'une seule. Maintenant, je sais que vous pensez que les choses ne peuvent pas aller mieux, mais croyez-moi, au moment où vous avez deux lignes au sol à gérer, l'intensité de l'entraînement va se changer complètement.

**Objectif : Brûle-Graisse**

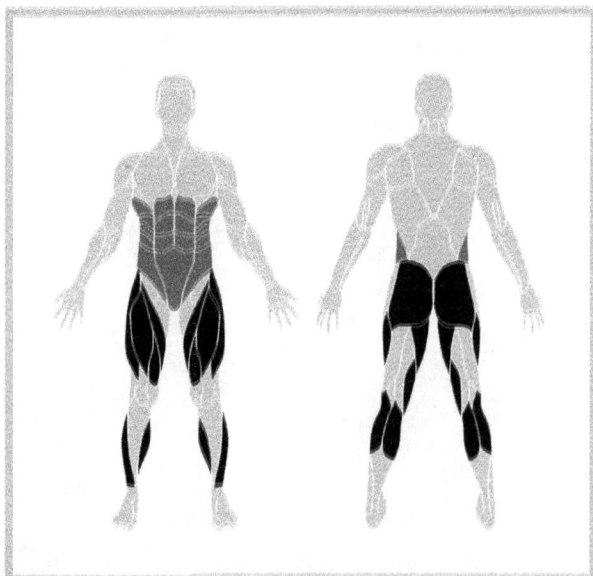

# FRONTIÈRE 2.0

ENTRAÎNEMENT PAR DAREBEE © darebee.com

**NIVEAU I** 3 séries **NIVEAU II** 5 séries **NIVEAU III** 7 séries **REPOS** jusqu'à 2 min

Dessinez 2 lignes de la largeur de vos épaules

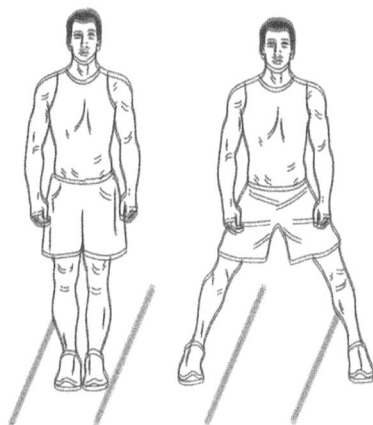

**20** sauts entre lignes

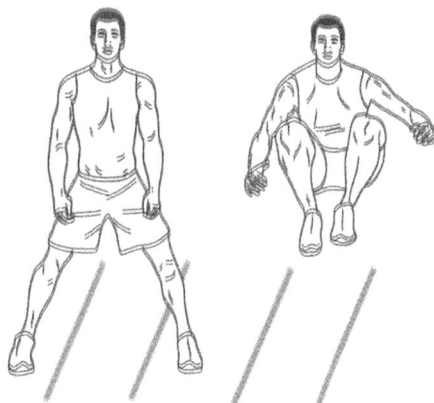

**10** sauts hauts en frappant les talons

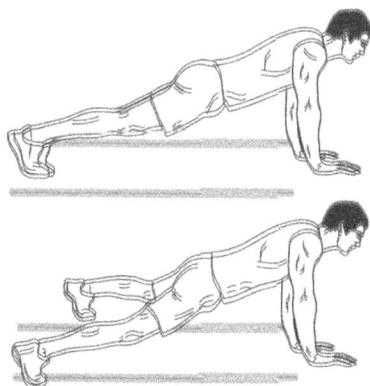

**10** planche avec sauts vers l'intérieur

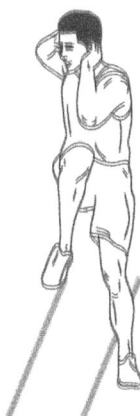

**10** genou-au-coude à l'extérieur des lignes

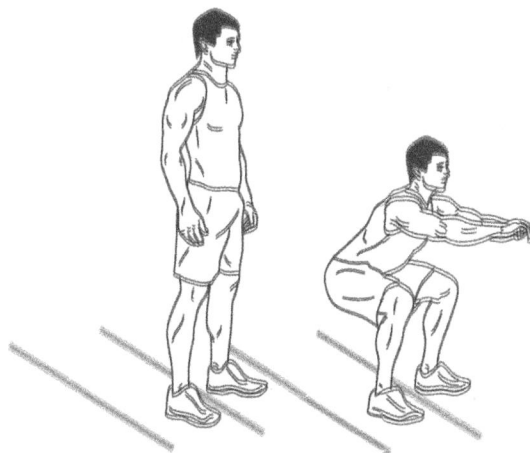

**20** squats au dessus des lignes

## 21 Roc

La force n'est pas seulement une question de taille musculaire. Cela dépend de la densité musculaire, du type de fibre musculaire dont vous disposez, la composition de chaque faisceau de muscle et sa capacité à performer sous un stress physique. L'entraînement *Roc* crée définitivement un stress physique pour défier les muscles afin que vous vous sentiez comme un rocher.

**Objectif : Force & Tonification**

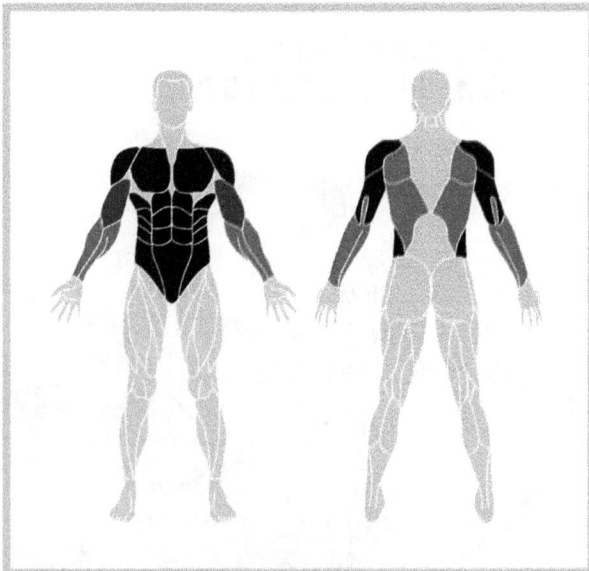

# ROC

ENTRAÎNEMENT PAR DAREBEE © darebee.com

**NIVEAU I** 3 séries **NIVEAU II** 4 séries **NIVEAU III** 5 séries **REPOS** jusqu'à 2 min

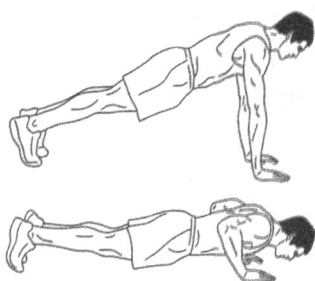

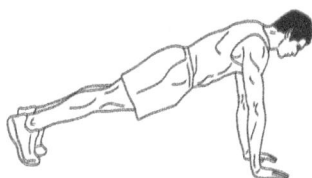

**4** pompes    **10-count** planche    **4** pompes

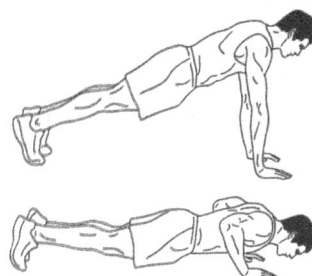

**4** planches dynamiques

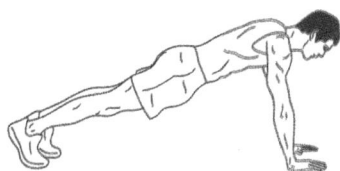

**4** pompes jambe levée    **10** toucher-épaules en planche    **10** toucher-cuisse en planche

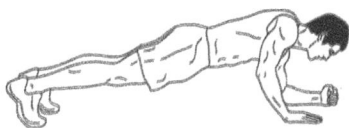

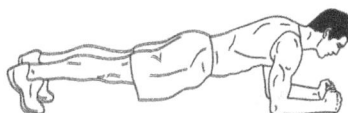

**10-count** = "en comptant jusqu'à 10"

## 22 Boxeur

Les boxeurs ont des mains incroyablement rapides, une endurance, une concentration, une force, une persévérance incroyable, la capacité de compartimenter la douleur et une grande conscience spatiale. Tout cela peut maintenant être le vôtre à condition d'utiliser cet entraînement pour refaire votre corps et transformer votre esprit. De plus, la prochaine fois que vous entendrez la bande originale de Rocky, vous pourrez à juste titre lever les bras vers le ciel et courir sur place (maintenant, vous savez ce que vous voulez).

**Objectif : Force & Tonification**

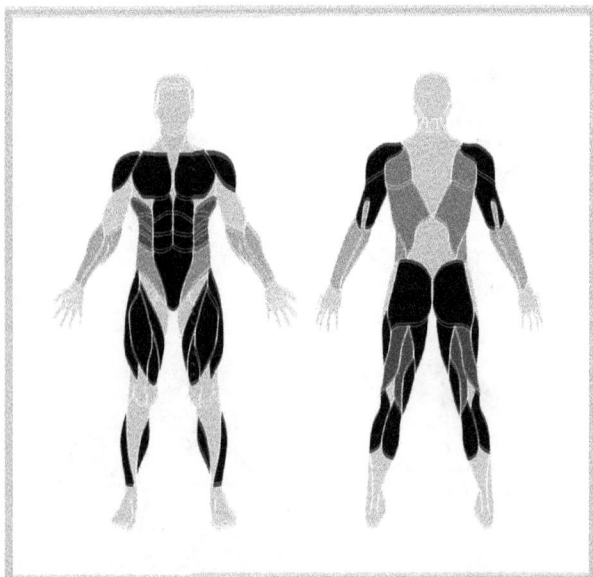

# BOXEUR

**5 rounds** PAR DAREBEE © darebee.com
jusqu'à 2 minutes de repos entre les rounds

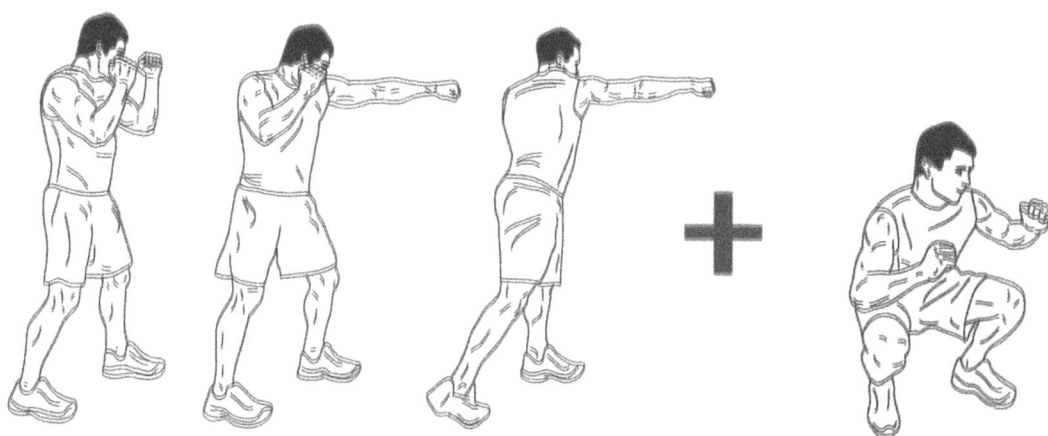

**5 minute** boxe dans le vide

**+**

chaque 30 secondes double squat

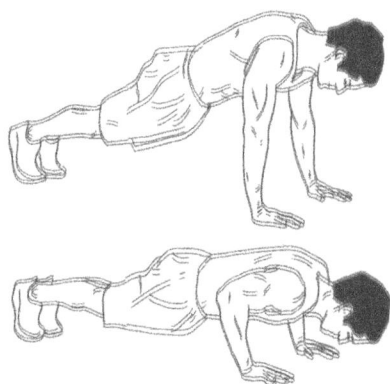

pompes
niveau I – 5 répétitions
niveau II – 10 répétitions
niveau III – 15 répétitions

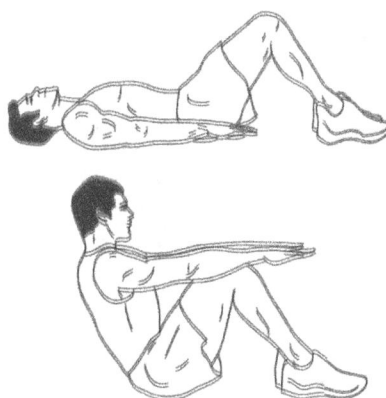

levées du buste
niveau I – 10 répétitions
niveau II – 20 répétitions
niveau III – 30 répétitions

## 23 Boxeur HIIT

Les boxeurs ont une vitesse, une force de bras et une endurance phénoménales. Ils peuvent générer d'énormes forces dans les zones  où ils frappent et font facilement partie des combattants non armés les plus redoutables que l'on puisse espérer affronter. L'entraînement *Boxeur HIIT* combine certains des mouvements préférés de la boxe avec un plan d'entraînement par intervalles à haute intensité qui poussera votre corps à ses limites.

### Objectif : Brûle-Graisse & HIIT

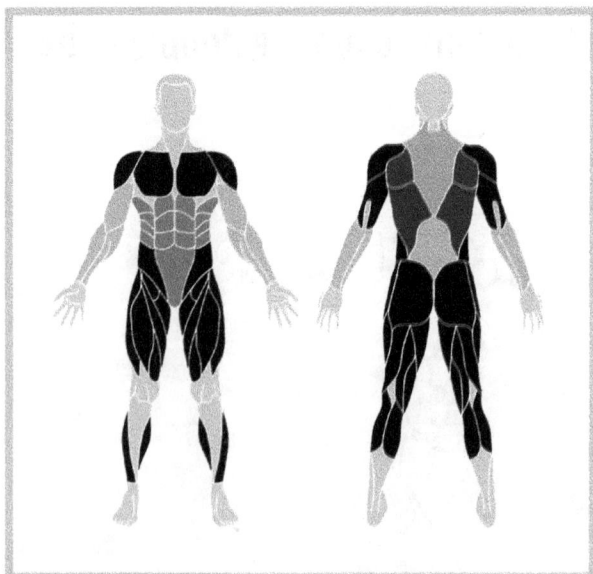

# BOXEUR

DAREBEE **HIIT** ENTRAÎNEMENT © darebee.com
**NIVEAU I** 3 séries **NIVEAU II** 5 séries **NIVEAU III** 7 séries **REPOS** jusqu'à 2 min

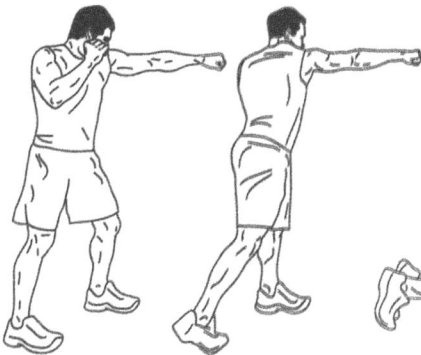

**20sec** jab + cross

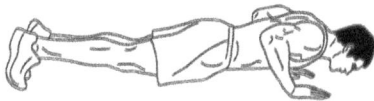

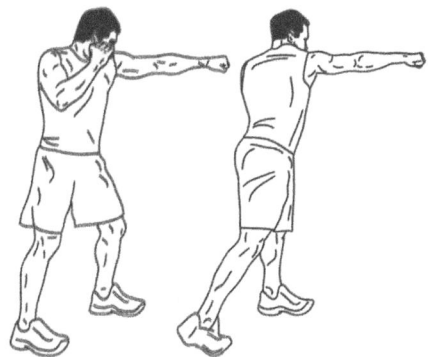

**20sec** pompe + jab + cross

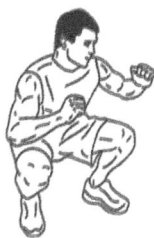

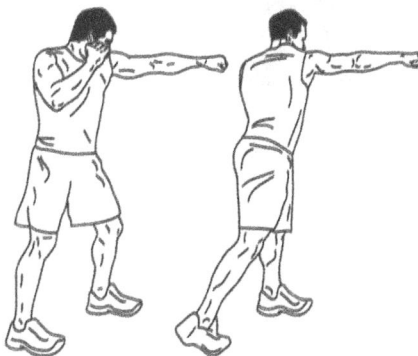

**20sec** squat + jab + cross

## 24  Mec, Ça Dérive Vite !

Il y a des jours où tout ce que vous voulez faire est de vider votre esprit, puis de «vider» votre corps dans une activité purement physique jusqu'à épuisement total. Eh bien, ne cherchez pas plus loin. Cela peut ne pas sembler être très difficile à première vue, mais vous constaterez qu'il appuie sur tous les bons boutons.

**Objectif : Brûle-Graisse**

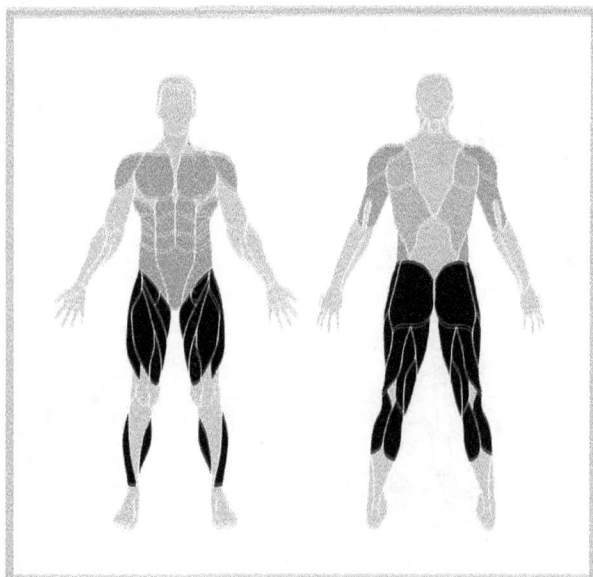

# MEC, ÇA DÉRIVE VITE !

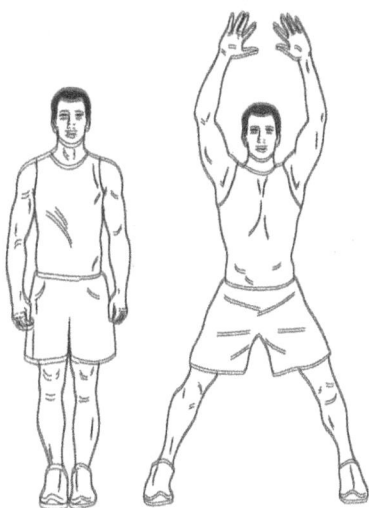

PAR DAREBEE
© darebee.com

**NIVEAU I** 3 séries
**NIVEAU II** 5 séries
**NIVEAU III** 7 séries
**REPOS** jusqu'à 2 min

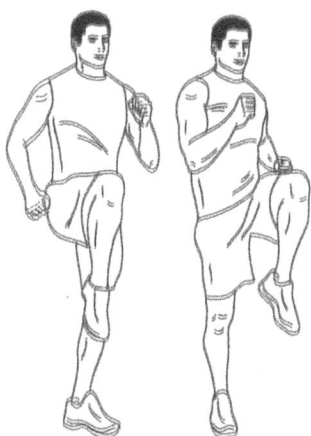

**4** jumping jacks

**4** levées de genoux

**2** sauts de côté

**8** jumping jacks

**8** levées de genoux

**2** sauts de côté

**10** jumping jacks

**10** levées de genoux

**2** sauts de côté

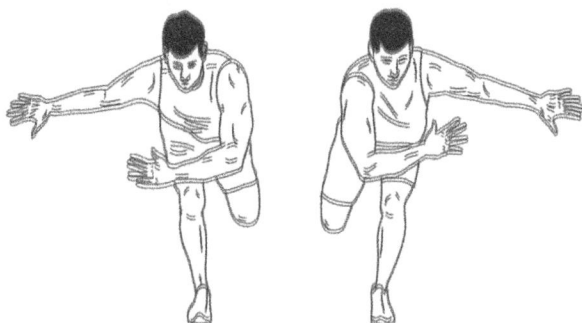

## 25 Cardio & Core

Au cœur de toute grande performance sportive se trouvent un core solide (jeu de mots involontaire) et un excellent conditionnement cardiovasculaire. Alors que la performance aérobie détermine la quantité d'oxygène dans chaque respiration que vous prenez est réellement absorbée par les poumons et transférée dans la circulation sanguine pour être transportée vers les organes qui en ont besoin, la forme cardiovasculaire est la capacité du cœur et des poumons à faire circuler tout le sang assez rapidement à travers le corps pour fournir de l'oxygène aux organes et tissus qui en ont le plus besoin. L'entraînement *Cardio & Core* met votre corps à l'épreuve, testant votre cœur et stimulant votre forme cardiovasculaire. Il ne vous reste plus qu'à fournir la grande performance athlétique.

### Objectif : Brûle-Graisse

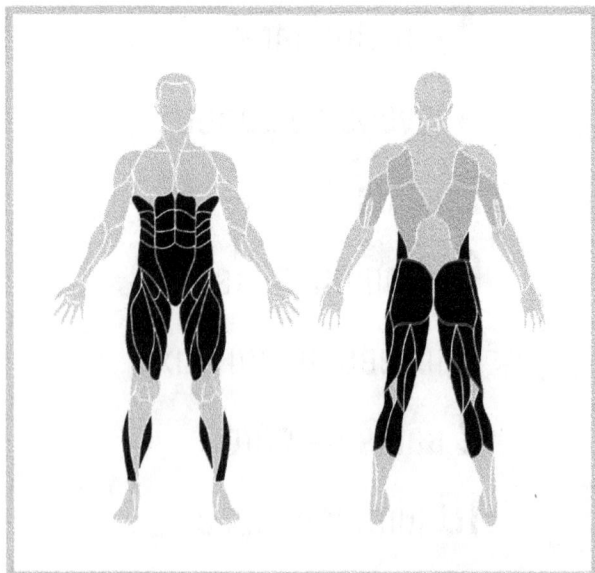

# Cardio & Core

ENTRAÎNEMENT PAR DAREBEE © darebee.com

**NIVEAU I** 3 séries **NIVEAU II** 5 séries **NIVEAU III** 7 séries **REPOS** jusqu'à 2 min

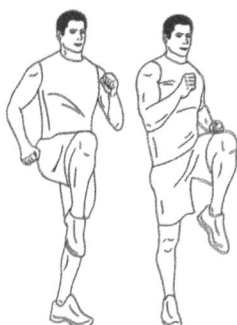

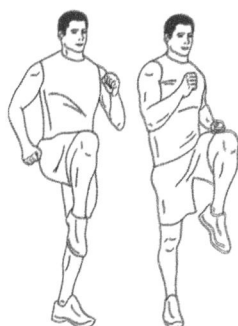

**20** levées de genoux

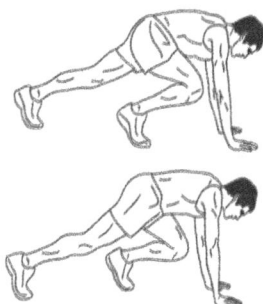

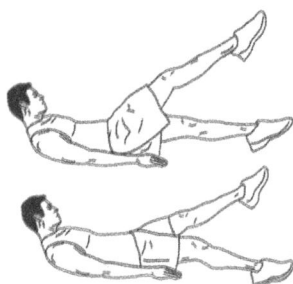

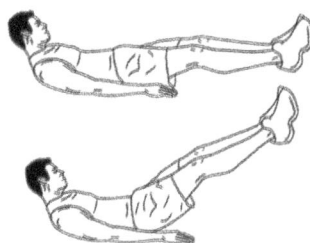

**10** grimpeurs

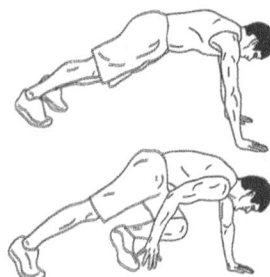

**2** grimpeurs toucher-pied

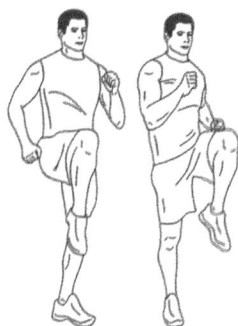

**20** levées de genoux

**10** battement de jambes

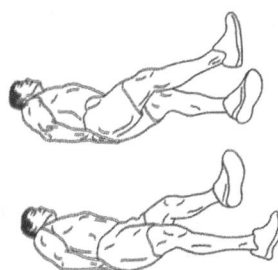

**2** ciseaux

**20** levées de genoux

**10** levées de jambes

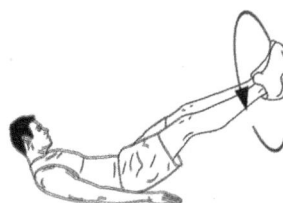

**2** cercles jambes levées

## 26 Ciseau

Obtenir ce physique ciselé demande de la patience, de la persévérance et la capacité de mettre du temps jour après jour. *Ciseau*, bien-sûr, est l'entraînement qui vous aidera à faire tout cela. Une combinaison d'exercices d'aérobie et de force, il fait travailler tous les principaux groupes musculaires afin que votre corps continue de changer comme vous le souhaitez.

**Objectif : Brûle-Graisse**

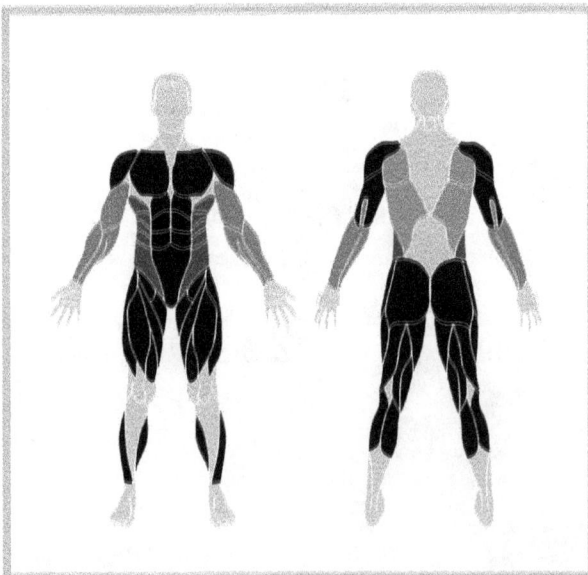

# CISEAU

ENTRAÎNEMENT PAR DAREBEE © darebee.com

**NIVEAU I** 3 séries **NIVEAU II** 5 séries **NIVEAU III** 7 séries **REPOS** jusqu'à 2 min

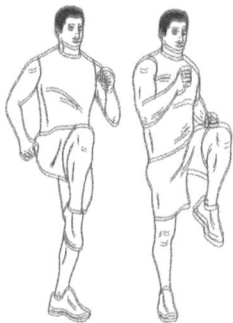

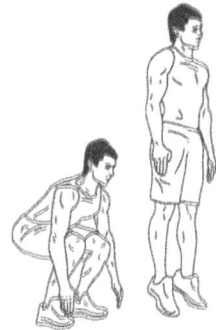

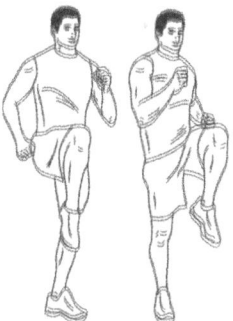

**20** levées de genoux　　**10** squats　　**2** squats sautés

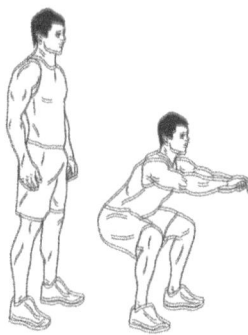

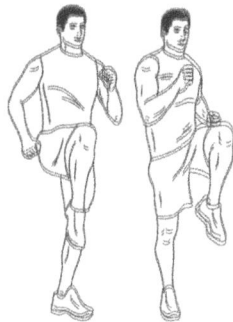

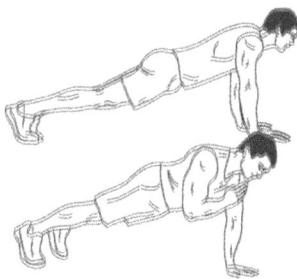

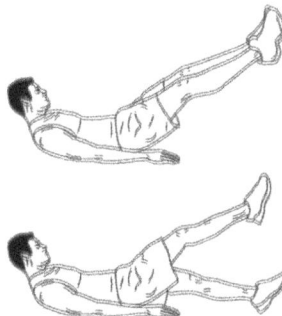

**20** levées de genoux　　**10** toucher-épaules en planche　　**2** pompes

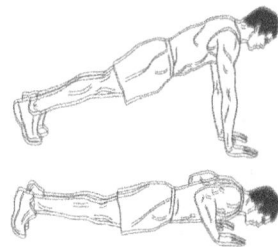

**20** levées de genoux　　**10** battements de jambes　　**2** levées de jambes

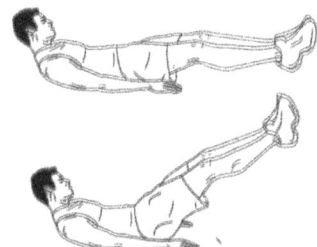

## 27 Contact Rapproché

Lorsque les choses ne vont pas, votre corps est la seule chose qui vous garde en vie. L'entraînement *Contact Rapproché* vous transforme en une machine de combat vivante et respirante. Les mouvements sont optimisés biomécaniquement. Les résultats sont un entraînement qui pousse la force, la vitesse, la puissance, l'agilité, la coordination et le contrôle. Pas tout à fait l'entraînement parfait mais sacrément proche de ça.

**Objectif : Brûle-Graisse**

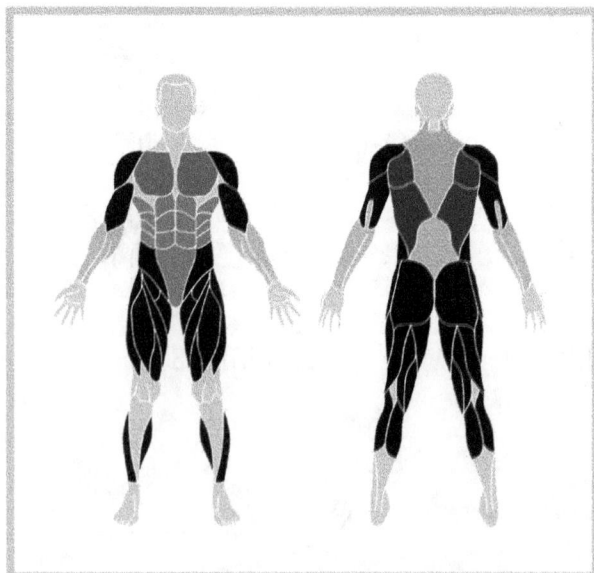

# CONTACT RAPPROCHÉ

ENTRAÎNEMENT PAR DAREBEE © darebee.com

**NIVEAU I** 3 séries **NIVEAU II** 5 séries **NIVEAU III** 7 séries **REPOS** jusqu'à 2 min

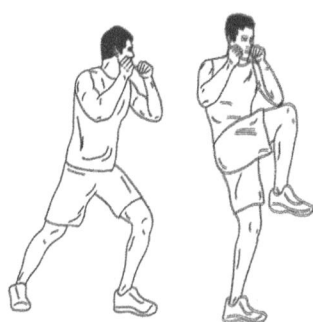

**20** coups de genou

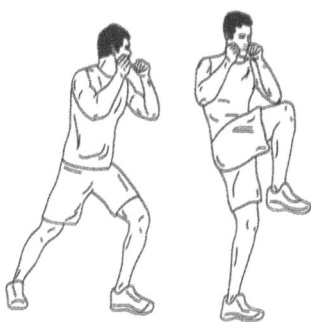

**20combos** coup de genou + coup de coude

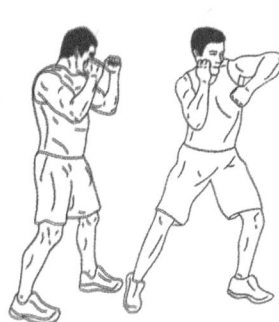

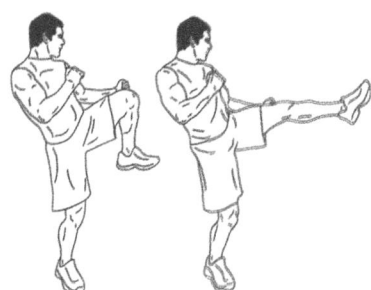

**20** coups de pied de face

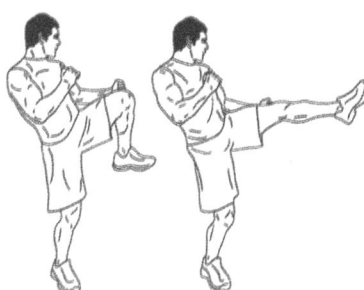

**20combos** coup de pied + coup de poing de côté

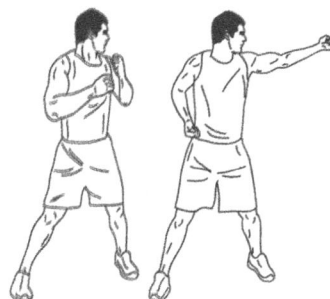

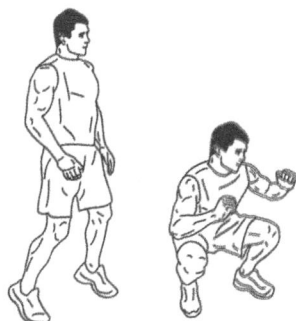

**20combos** bounce + squat + coup de pied en tournant + coup de paume

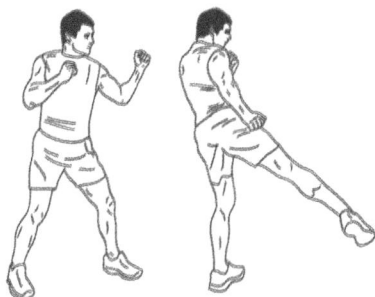

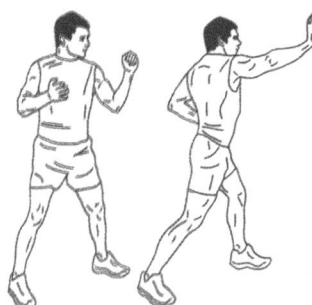

## 28 Code Des Abdos

Les abdos solides ne sont pas seulement le moteur qui alimente chacun de vos mouvements, ni l'armure qui protège certains de vos organes vitaux. Ce sont également les échafaudages qui soutiennent votre colonne vertébrale. Bref, ils sont vraiment importants. C'est pourquoi vous en avez besoin. De plus, ils vous donnent un look cool lorsque vous enlevez votre chemise.

**Objectif : Abdos**

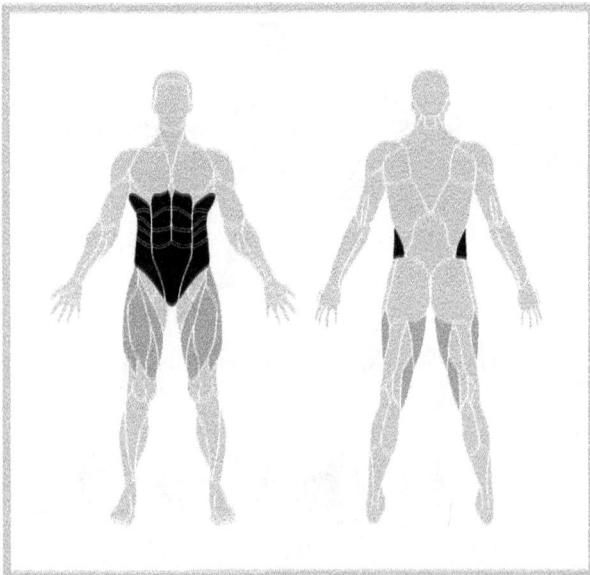

# Code des Abdos

ENTRAÎNEMENT PAR DAREBEE © darebee.com

**NIVEAU I** 3 séries **NIVEAU II** 4 séries **NIVEAU III** 5 séries **REPOS** jusqu'à 2 min

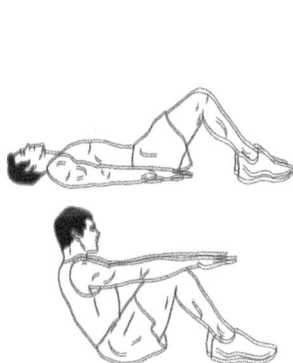

**10** levées du buste

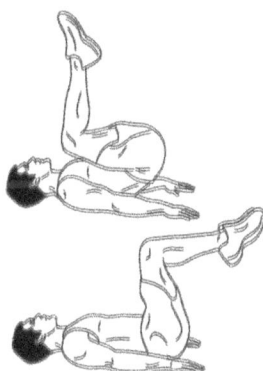

**10** crunchs inversés

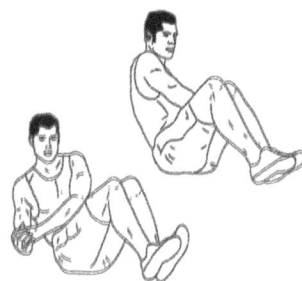

**10** rotations russes

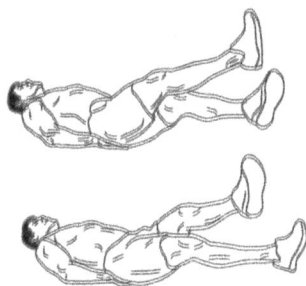

**8** ciseaux

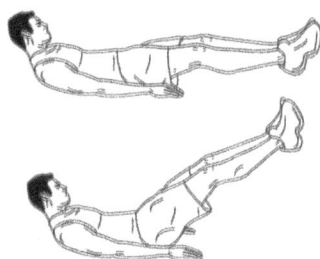

**8** levés de jambes

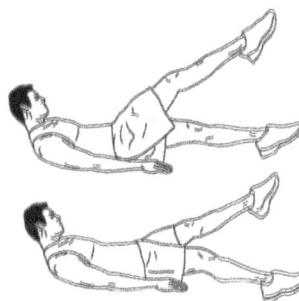

**10** battements de jambes

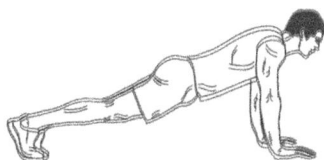

**10-count** planche

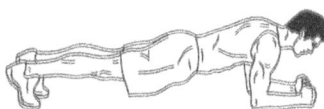

**10-count** planche sur les avant-bras

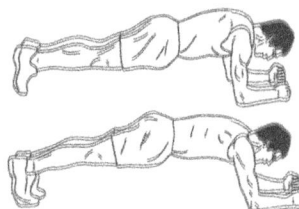

**8** planche body saw (la scie)

**10-count** = "en comptant jusqu'à 10"

# 29 Code

Restez collé au sol et voyez à quel point vous pouvez défier votre corps. Il s'agit d'un ensemble d'exercices qui prend une routine traditionnelle et lui donne une rotation supplémentaire avec un vrai défi. Pour cette raison, cela oblige vos muscles à travailler de manière inconnue, ce qui le rend totalement difficile.

**Objectif : Brûle-Graisse**

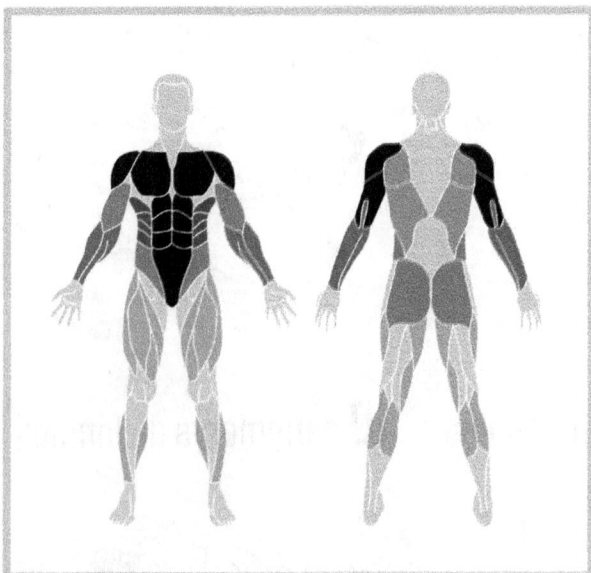

# CODE

ENTRAÎNEMENT PAR DAREBEE © darebee.com

**NIVEAU I** 3 séries **NIVEAU II** 4 séries **NIVEAU III** 5 séries **REPOS** jusqu'à 2 min

Laissez vos mains toujours sur le sol

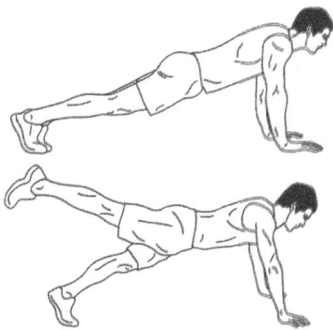

**10** levées de jambe
en planche

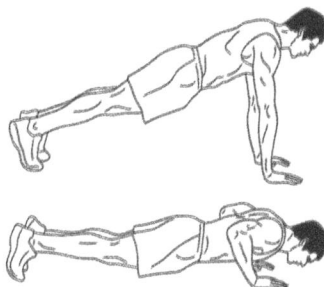

**4** pompes

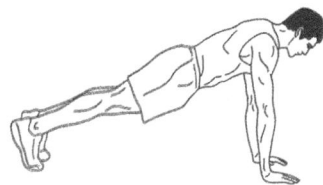

**10-count** planche

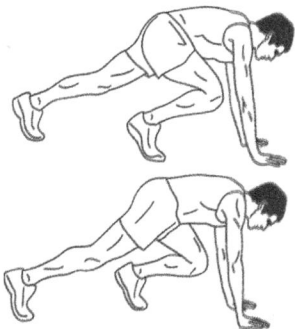

**10** grimpeurs

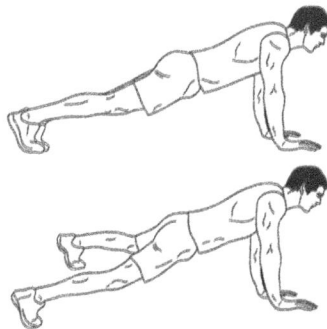

**4** écarté-serré en planche

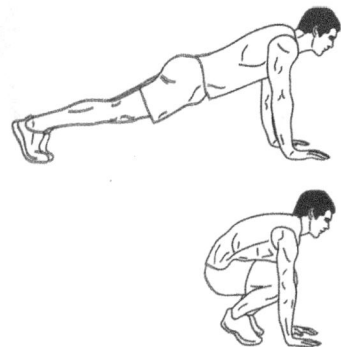

**4** sauts en planche

**10-count** = "en comptant jusqu'à 10"

## 30 Pause Café

Une pause-café est toujours cool, surtout si votre journée commence par cela, ce qui n'en fait pas vraiment une pause, mais il y a certainement du café. Ajoutez un peu de mouvement, ajoutez un petit besoin d'équilibre et vous avez le genre d'entraînement des légendes du Kung Fu. Remplissez votre tasse presque à ras bord et vous commencez à entrer dans la zone Jedi. L'entraînement de la pause café peut ne pas sembler si difficile à première vue, mais essayez-le avec une tasse remplie presque jusqu'au bord et vous constaterez qu'il faut un contrôle incroyable et musculaire pour l'empêcher de se renverser. Exactement le genre d'équilibre et de contrôle musculaire qui vous permet de bouger avec la sûreté d'une panthère et la vitesse d'un serpent. Maintenant, allez chercher cette tasse de café.

**Objectif : Brûle-Graisse**

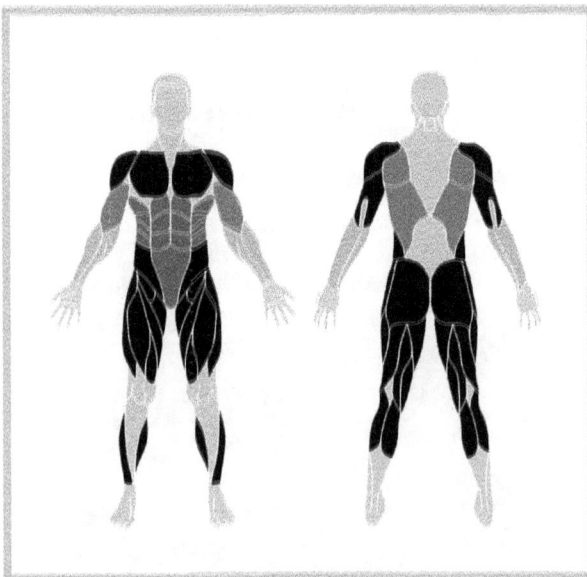

# PAUSE CAFÉ

ENTRAÎNEMENT PAR DAREBEE © darebee.com

3 séries | jusqu'à 2 minutes de repos entre les séries

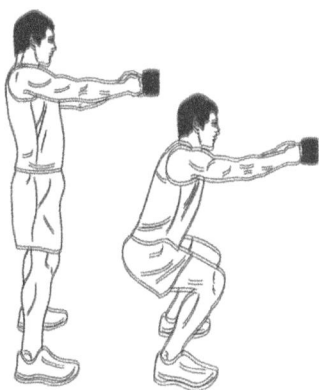

**4** squats

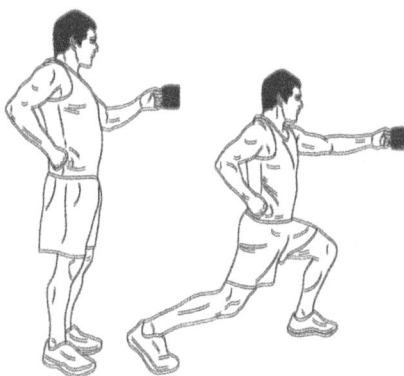

**4** fentes

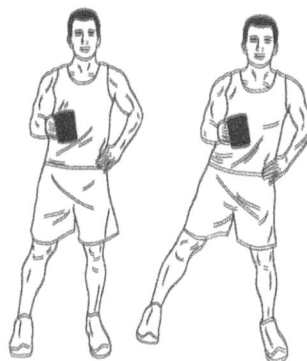

**10** mouvements de côté
alternés

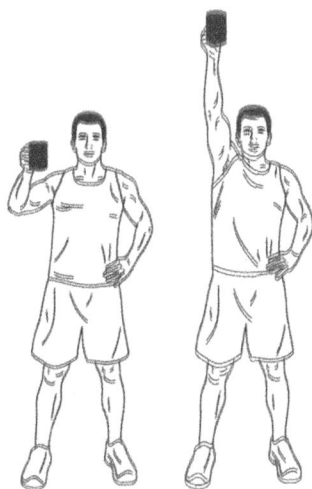

**10** levées de tasse

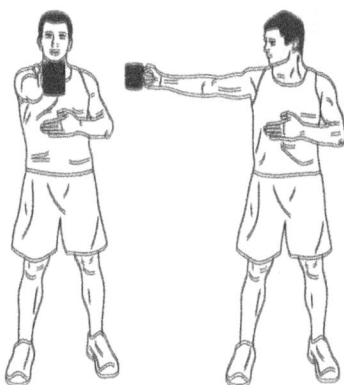

**10** rotations latérales
de bras

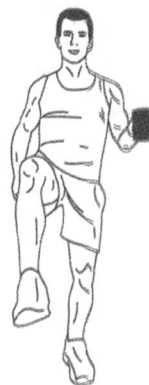

**10-count** genou levé
(en comptant jusqu'à 10)

## 31    Force: Combat

Transformez votre corps en un pilier de force, capable de presque tout avec l'entraînement *Force: Combat*. Comme son nom l'indique, le but est de défier les principaux groupes musculaires en développant la force et la vitesse dont vous auriez besoin dans un scénario de combat hypothétique où tout ce que vous avez, c'est votre corps et l'esprit aiguisé comme un rasoir qui le guide.

**Objectif : Force & Tonification**

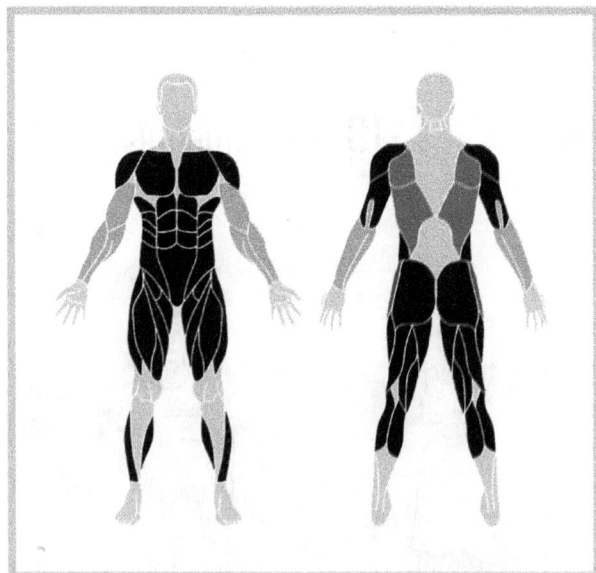

# Force: Combat

DAREBEE ENTRAÎNEMENT
© darebee.com
NIVEAU I 3 séries
NIVEAU II 5 séries
NIVEAU III 7 séries
REPOS jusqu'à 2 minutes

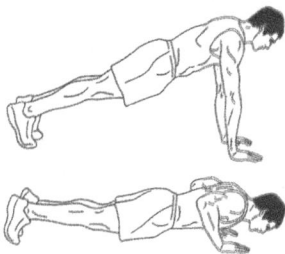

**10** pompes

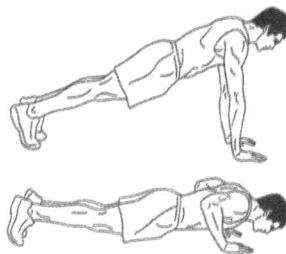

**10combos** pompe + jab + cross

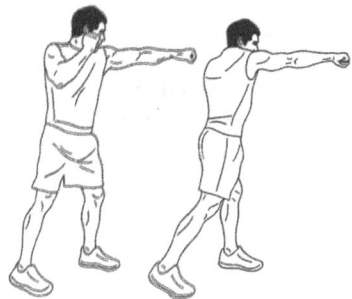

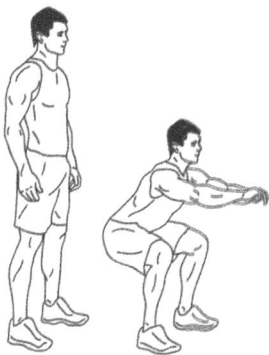

**10** squats

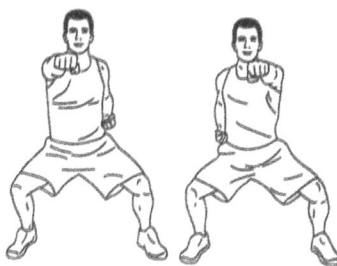

**20** coups de poing
en squat

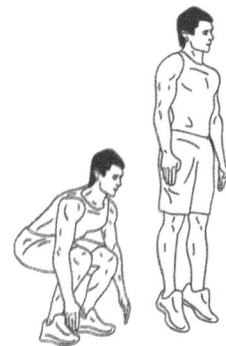

**2** squats sautés

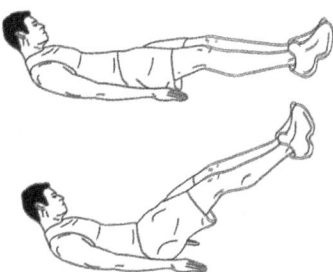

**2** levées de jambes

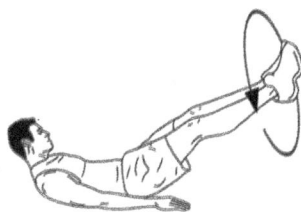

**10** cercles jambes
levées

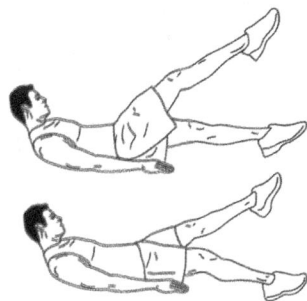

**10** battements de jambes

## 32 Concurrent

L'une des choses les plus difficiles que vous puissiez faire est de monter sur un ring et de faire quelques tours. Au-delà du fait qu'il y a l'échange inévitable de coups, vous poussez tout votre corps à la limite sans aucune marge de manœuvre pour vous détendre. Peu importe combien vos muscles vous font mal ou vos poumons brûlent. En tant que test physique, l'entraînement *Concurrent* vous guide au travers d'un exercice après l'autre, chargeant lentement chaque groupe musculaire, puis vous demandant de continuer même si la fatigue vous marque. Eh bien, il n'y a pas d'échange de coups, alors creusez profondément et ressentez la brûlure d'effort.

**Objectif : Force & Tonification**

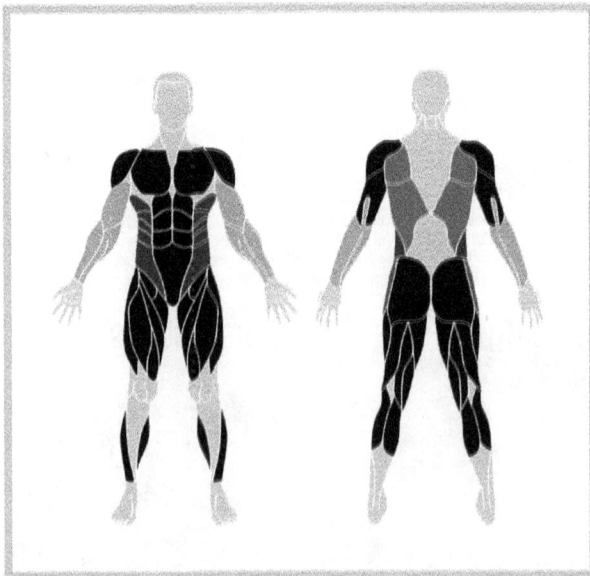

# CONCURRENT

ENTRAÎNEMENT PAR DAREBEE © darebee.com

**NIVEAU I** 3 séries **NIVEAU II** 5 séries **NIVEAU III** 7 séries **REPOS** jusqu'à 2 min

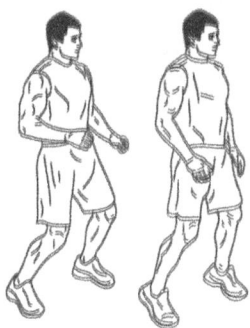

**20** sauts "bounce"

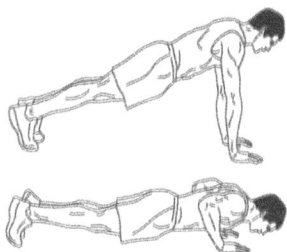

**2** pompes

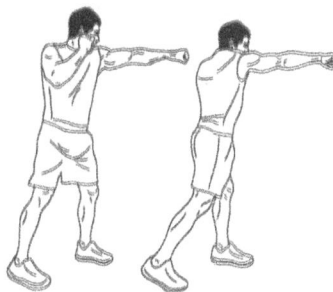

**20** coups de poing

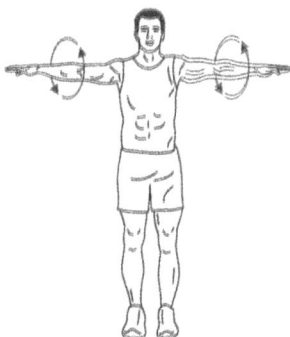

**20** cercles de bras

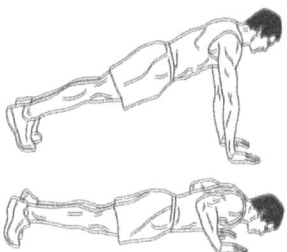

**2** pompes

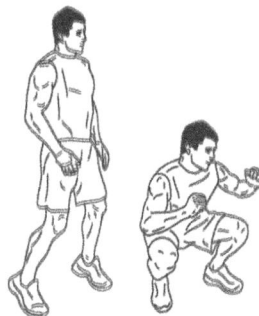

**2** squats

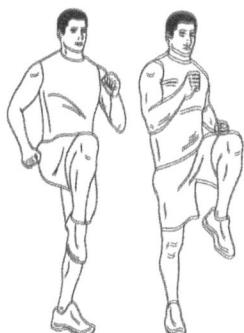

**20** levées de genoux

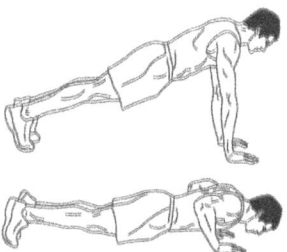

**2** pompes

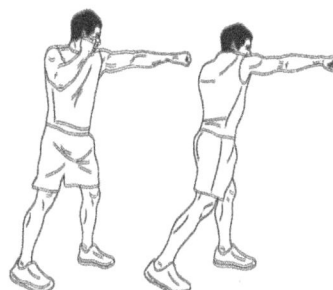

**20** coups de poing

## 33 Core Solide

Un core solide n'est pas facile à obtenir. Les muscles qui lui sont associés (transversus abdominis) aident à développer de meilleurs mouvements fonctionnels et à prévenir les blessures. Le core est actif dans les mouvements statiques et dynamiques car il met en jeu la structure squelettique et lui permet de s'aligner pour mieux absorber et diriger des forces spécifiques. L'entraînement *Core Solide* vous aide à renforcer votre core et à changer votre façon de faire, tout.

**Objectif : Abdos & Core**

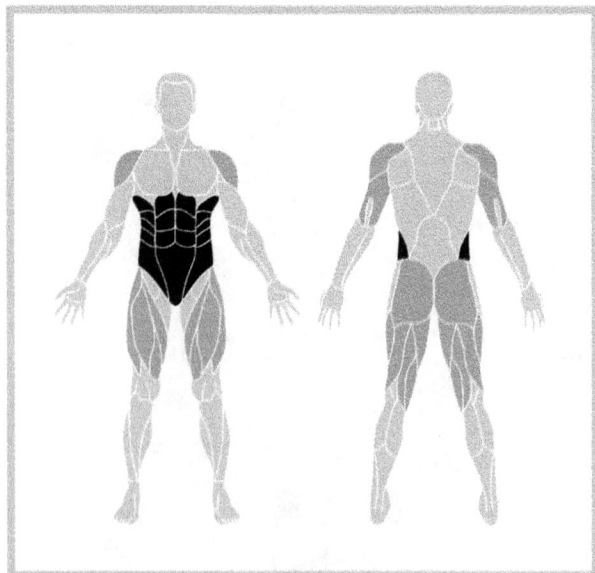

# CORE SOLIDE

DAREBEE ENTRAÎNEMENT © darebee.com

**NIVEAU I** 3 séries **NIVEAU II** 4 séries **NIVEAU III** 5 séries **REPOS** jusqu'à 2 min

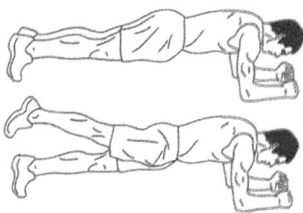

**4** levées de jambe
en planche

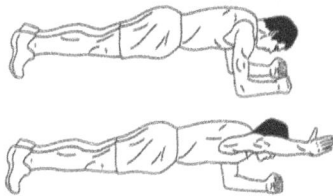

**10** levées de bras
en planche

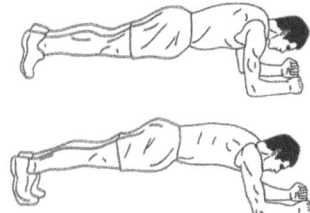

**4** mouvements "body saw"
(la scie)

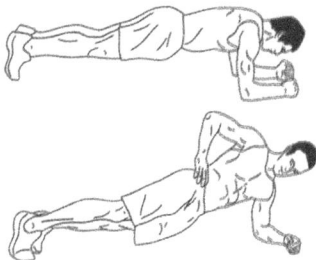

**4** rotations en planche

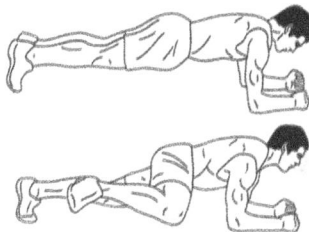

**10** mouvements
"spiderman"

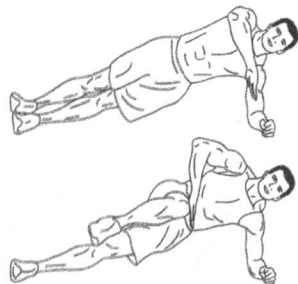

**4** "toucher-genoux"
en planche latérale

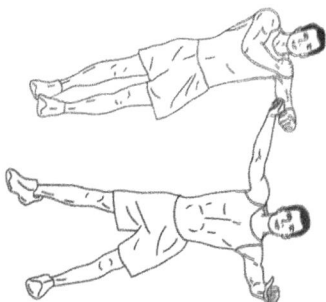

**4** planche "en étoile"

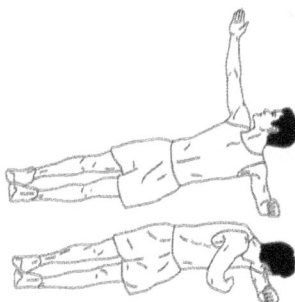

**10** rotations
en planche latérale

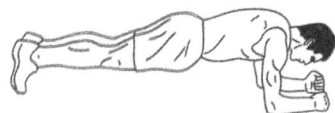

**to fatigue** planche
(jusqu'à épuisemet)

## 34 Crucible

Pour ceux qui ont joué à Destiny une ou deux fois, le Crucible est un endroit où les Gardiens vont tester leurs compétences et consolider leur réputation. Ce *Crucible* est un peu différent, aucune compétence ou armure ne sera acquise en faisant l'entraînement mais votre réputation pourrait bien être consolidée.

**Objectif : Force & Tonification**

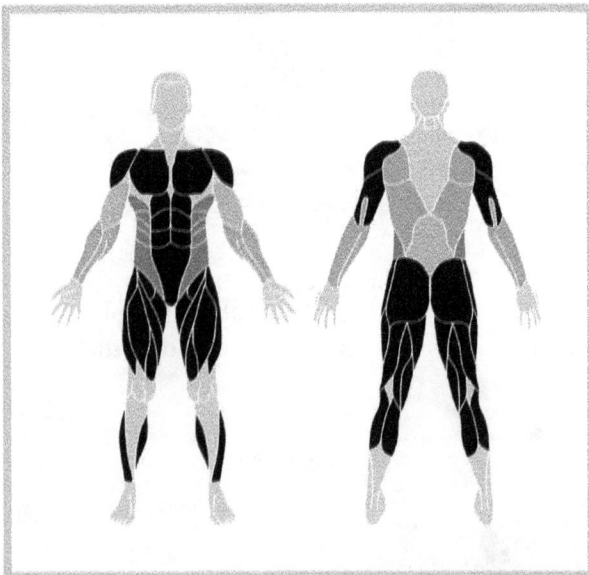

# CRUCIBLE

ENTRAÎNEMENT PAR DAREBEE © darebee.com

**NIVEAU I** 3 séries **NIVEAU II** 4 séries **NIVEAU III** 5 séries **REPOS** jusqu'à 2 min

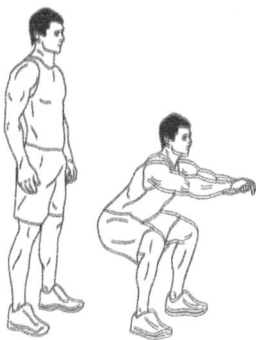

**5** squats

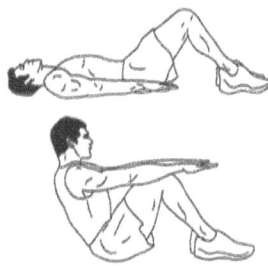

**5** levées du buste

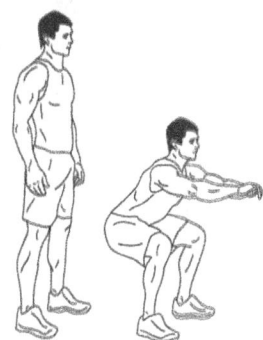

**5** squats

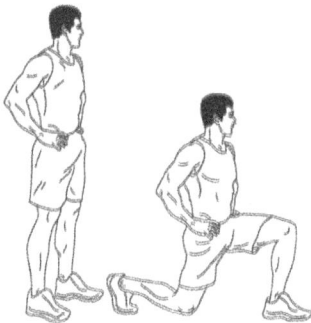

**5** fentes

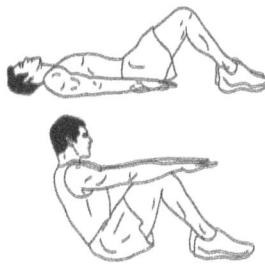

**5** levées du buste

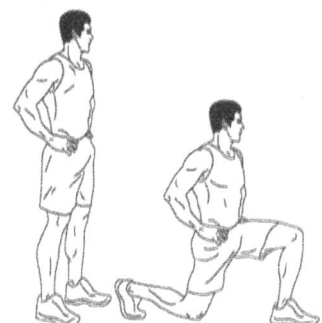

**5** fentes

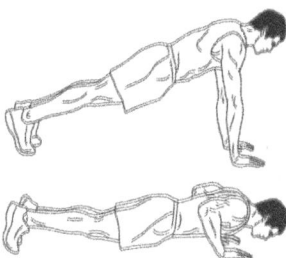

**5** pompes

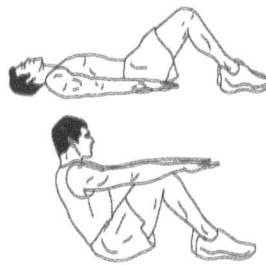

**5** levées du buste

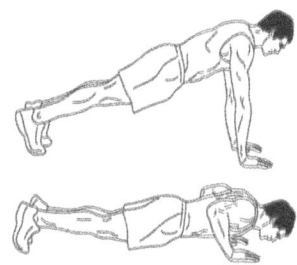

**5** pompes

## 35 Brûle-Graisse Quotidien

En ces grands jours exceptionnels où vous sautez du lit avec un feu dans le ventre et une chanson dans votre cœur, vous savez que grâce à l'entraînement physique, vous «forgez votre corps au feu de votre volonté». Les autres jours, il vous suffit de serrer vos lèvres et de vous entraîner dans un entraînement qui fonctionnera pour vous. Eh bien, c'est celui pour ces jours sans exception.

### Objectif : Brûle-Graisse

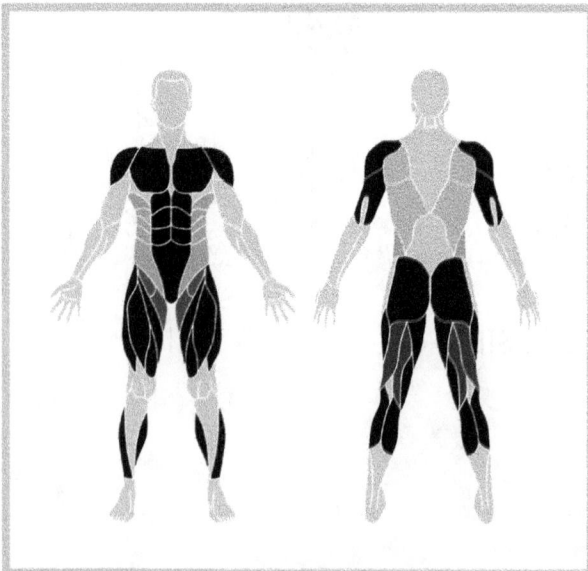

# BRÛLE-GRAISSE
## QUOTIDIEN

ENTRAÎNEMENT PAR DAREBEE © darebee.com

**3 séries** | jusqu'à 2 minutes de repos

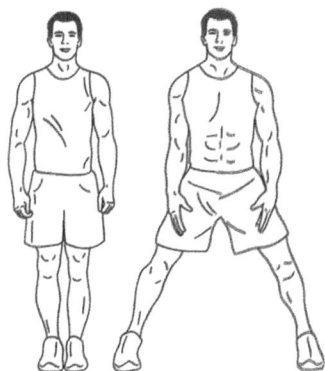

**10** sauts écarté-serré

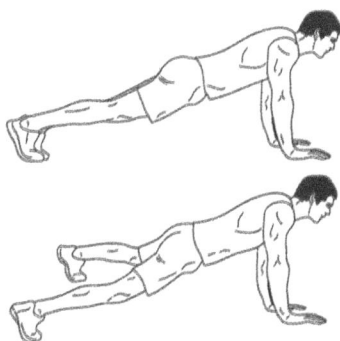

**4** sauts écarté-serré en planche

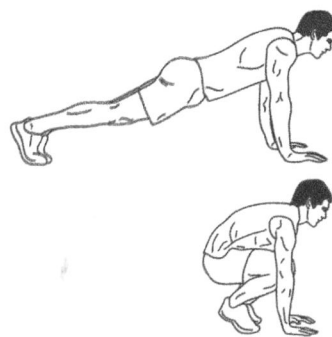

**4** sauts en planche

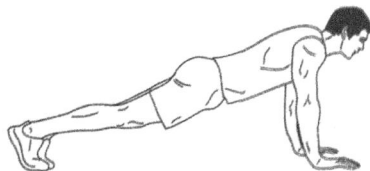

**10-count** planche
(en comptant jusqu'à 10)

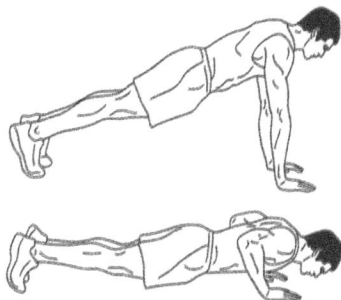

**4** pompes

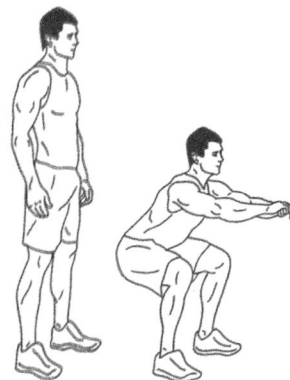

**10** squats

## 36 Au Quotidien

C'est l'entraînement parfait pour les jours où vous ne savez pas quoi faire et savez que vous devez vraiment faire quelque chose pour vous entraîner. Utilisez-le comme un remplisseur, une routine, le travail à faire lorsque vous n'avez rien d'autre pour vous enflammer. À dix répétitions par exercice, il n'y a vraiment aucune excuse pour ne pas les faire.

**Objectif : Brûle-Graisse**

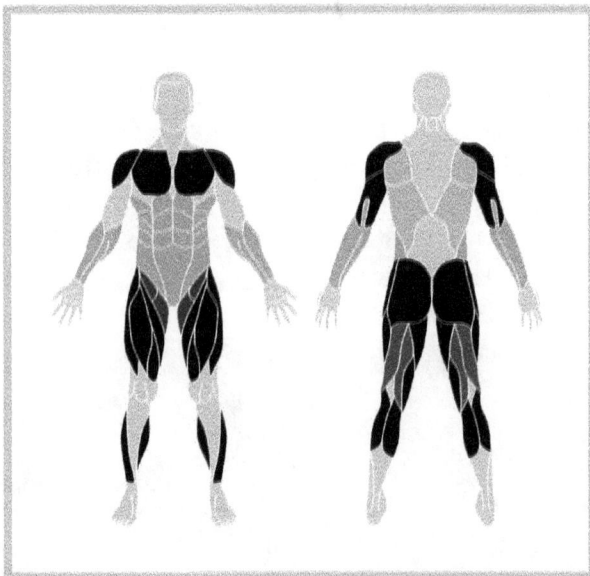

# AU QUOTIDIEN
## ENTRAÎNEMENT

PAR DAREBEE © darebee.com

**3 séries** | jusqu'à 2 minutes de repos entre les séries

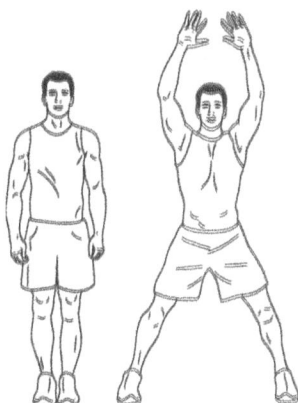
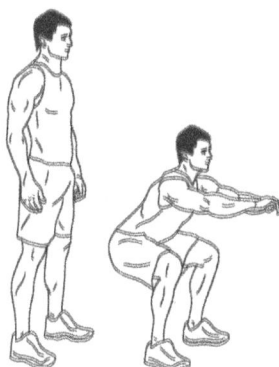
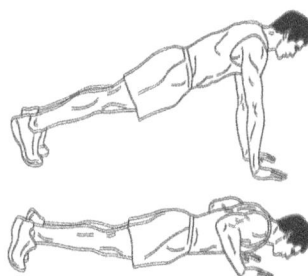

**10** jumping jacks          **2** squats          **2** pompes

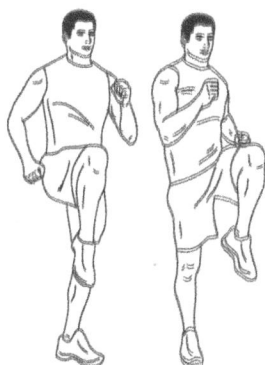
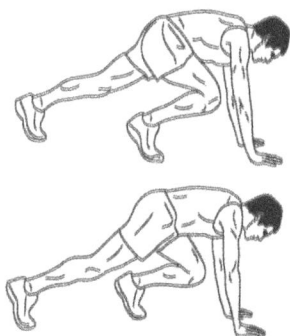
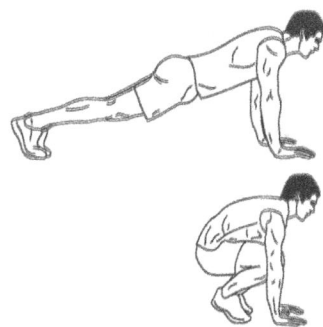

**10** levées de genoux     **10** grimpeurs     **2** sauts en planche

## 37 Rafale

Accroître la vitesse repose sur le fait de forcer les muscles à subir quelques change-ments adaptatifs. Il y a deux parties pour devenir rapide comme l'éclair, la première partie nécessite de développer la structure musculaire elle-même, d'augmenter le nombre de neurones et de développer une fibre à action rapide. La deuxième partie nécessite le renforcement de tous les groupes musculaires et tendons de soutien qui aident les principaux groupes musculaires à performer. L'entraînement *Rafale* est conçu pour vous aider à développer les deux. Chaque exercice est effectué à pleine vitesse.

**Objectif : Brûle-Graisse**

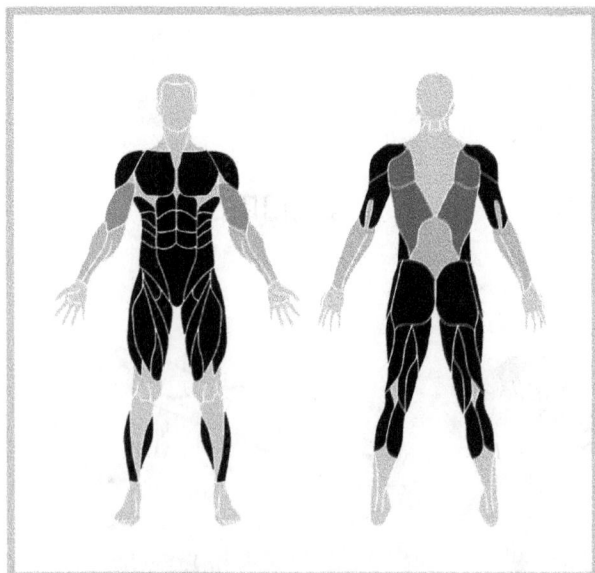

# RAFALE

ENTRAÎNEMENT PAR DAREBEE © darebee.com

**NIVEAU I** 3 séries **NIVEAU II** 5 séries **NIVEAU III** 7 séries **REPOS** jusqu'à 2 min

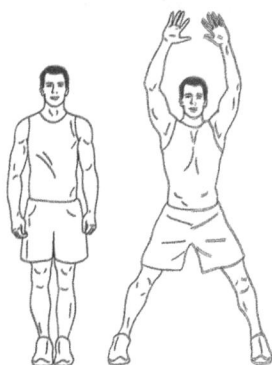

**10** jumping jacks

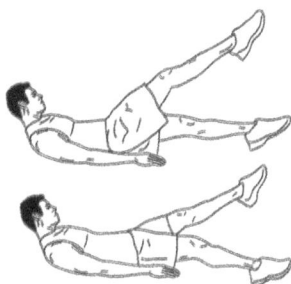

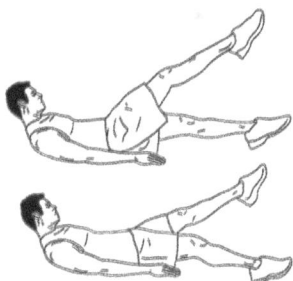

**10** battements de jambes

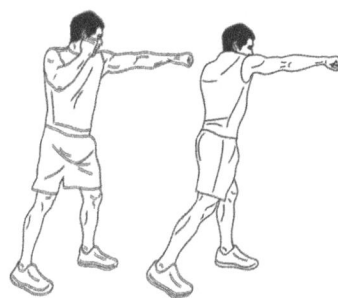

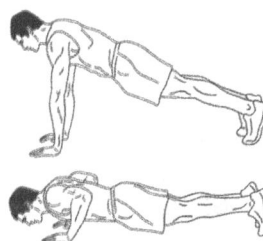

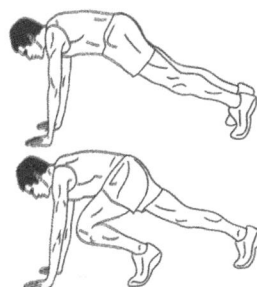

**20** coups de poing

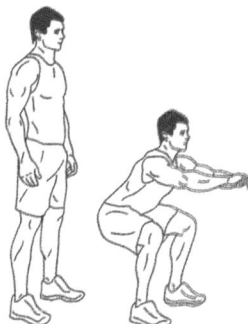

**10** squats

**10** battements de jambes

**5** pompes

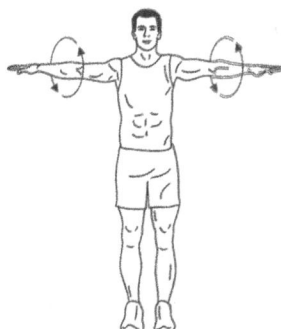

**20** cercles de bras

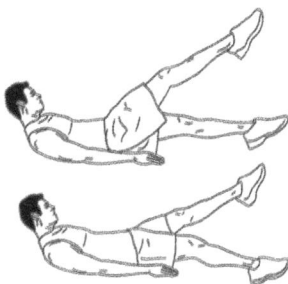

**10** battements de jambes

**20** grimpeurs

## 38 ADN: Réécrire

Et si vous pouviez vous transformer en la personne physiquement capable que vous voulez être ? Comment réécririez-vous votre ADN ? Il s'agit d'un entraînement qui vous aide à explorer les possibilités qui se situent aux limites de vos capacités.

**Objectif : Brûle-Graisse**

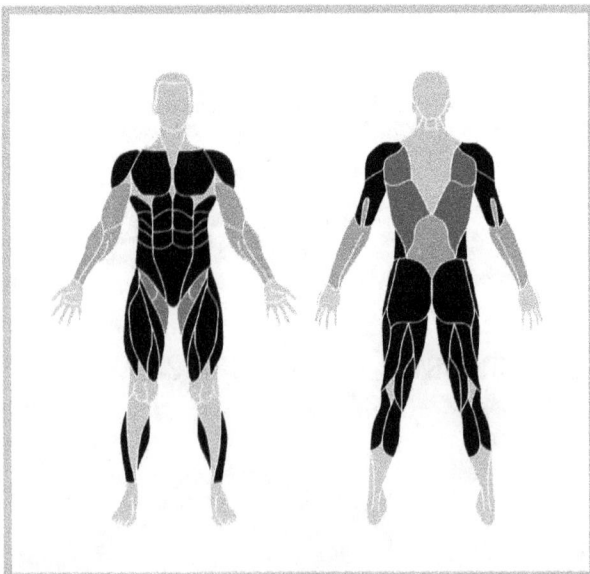

# ADN: RÉÉCRIRE

ENTRAÎNEMENT PAR DAREBEE © darebee.com

**NIVEAU I** 3 séries **NIVEAU II** 5 séries **NIVEAU III** 7 séries **REPOS** jusqu'à 2 min

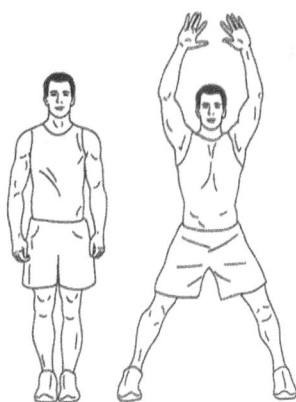

**10** jumping jacks

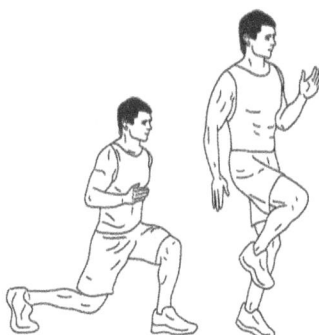

**10** fentes
avec levée de genou

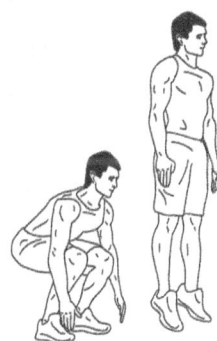

**2** squats sautés

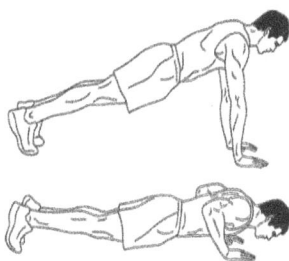

**2** pompes

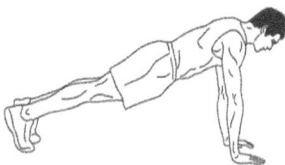

**10-count** planche

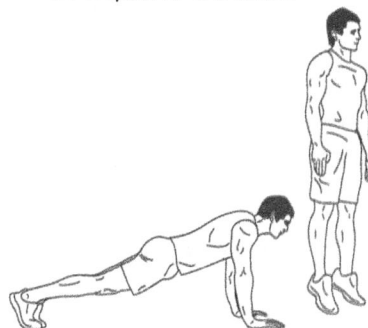

**2** burpees basiques
avec saut

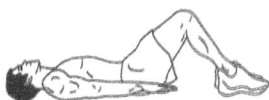

**10** levées du buste

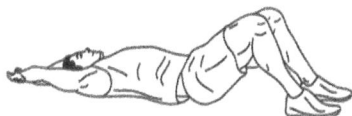

**10** ponts

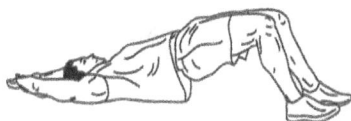

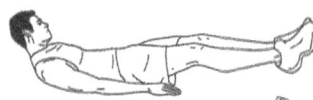

**2** levées de jambes

**10-count** = "en comptant jusqu'à 10"

## 39 Double Action

Vous avez deux bras, ce qui signifie que vous éprouverez deux fois plus de joie parce que l'entraînement *Double Action* utilise le mouvement rapide des bras pour défier également le core et les abdominaux et même vos fessiers, vos quadriceps et vos ischio-jambiers. La chose étonnante à propos du corps connecté est que le haut du corps alimente le bas du corps, donc des bras forts vous aident à courir plus vite, plus longtemps. Et le bas du corps alimente le supérieur afin que les jambes fortes vous aident à frapper plus fort.

**Objectif : Brûle-Graisse**

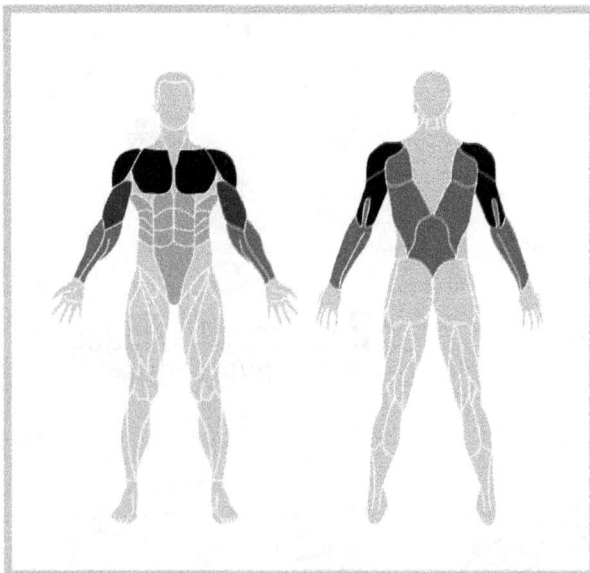

# DOUBLE
# ACTION

ENTRAÎNEMENT PAR DAREBEE © darebee.com

**NIVEAU I** 3 séries **NIVEAU II** 5 séries **NIVEAU III** 7 séries **REPOS** jusqu'à 2 min

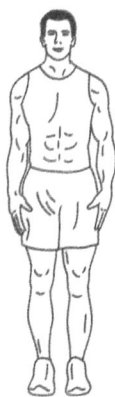

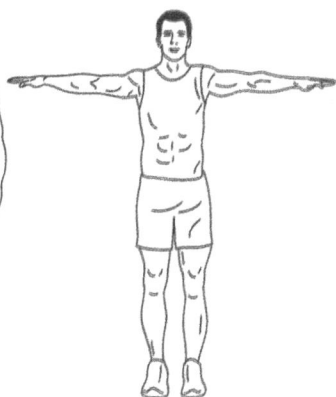

**20** levées de bras
à l'horizontale

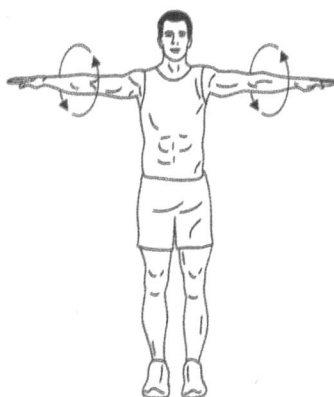

**20** cercles de bras

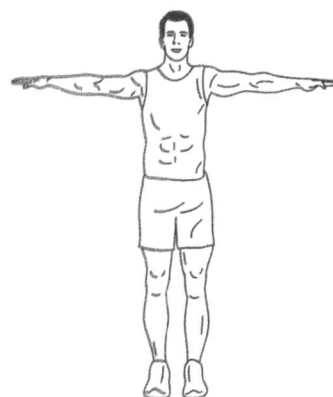

**20-count** maintien

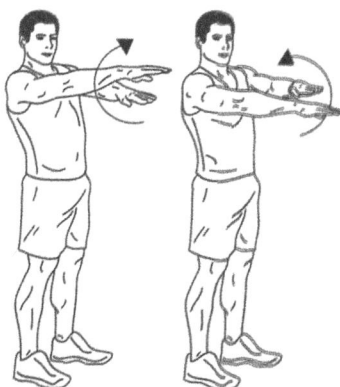

**20** ciseaux rapides

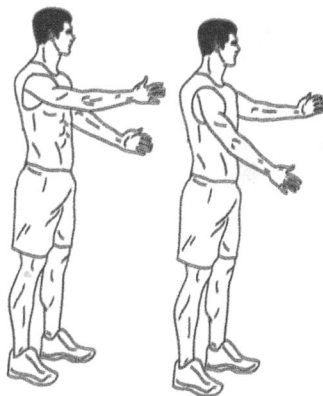

**20** coups de ciseaux
à la verticale

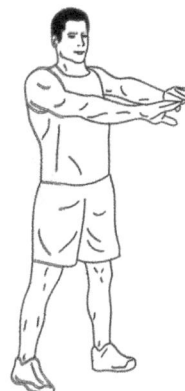

**20-count** maintien
mains serrées

**20-count** = "en comptant jusqu'à 20"

## 40 Pyramide Dynamique

Les entraînements pyramidaux sont excellents car ils fonctionnent avec des systèmes qui se chevauchent mais sont séparés dans votre corps. Vos systèmes cardiovasculaire, anaérobie et aérobie sont travaillés ici, ce qui signifie que vous pouvez également développer une endurance sérieuse.

**Objectif : Brûle-Graisse**

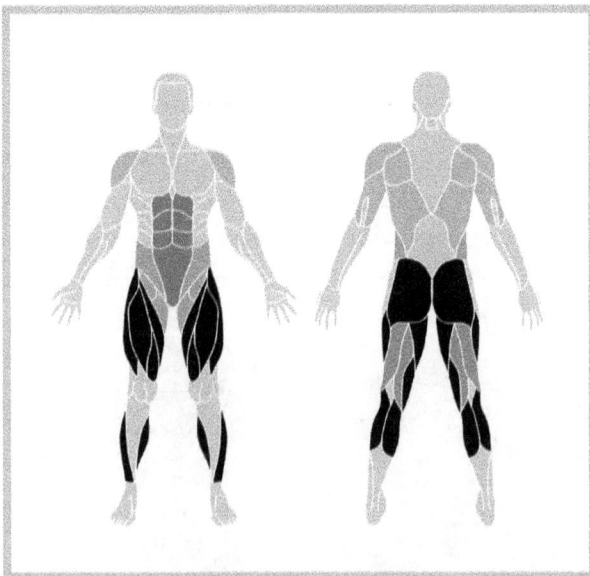

# dynamique
# pyramide

ENTRAÎNEMENT
PAR DAREBEE
© darebee.com

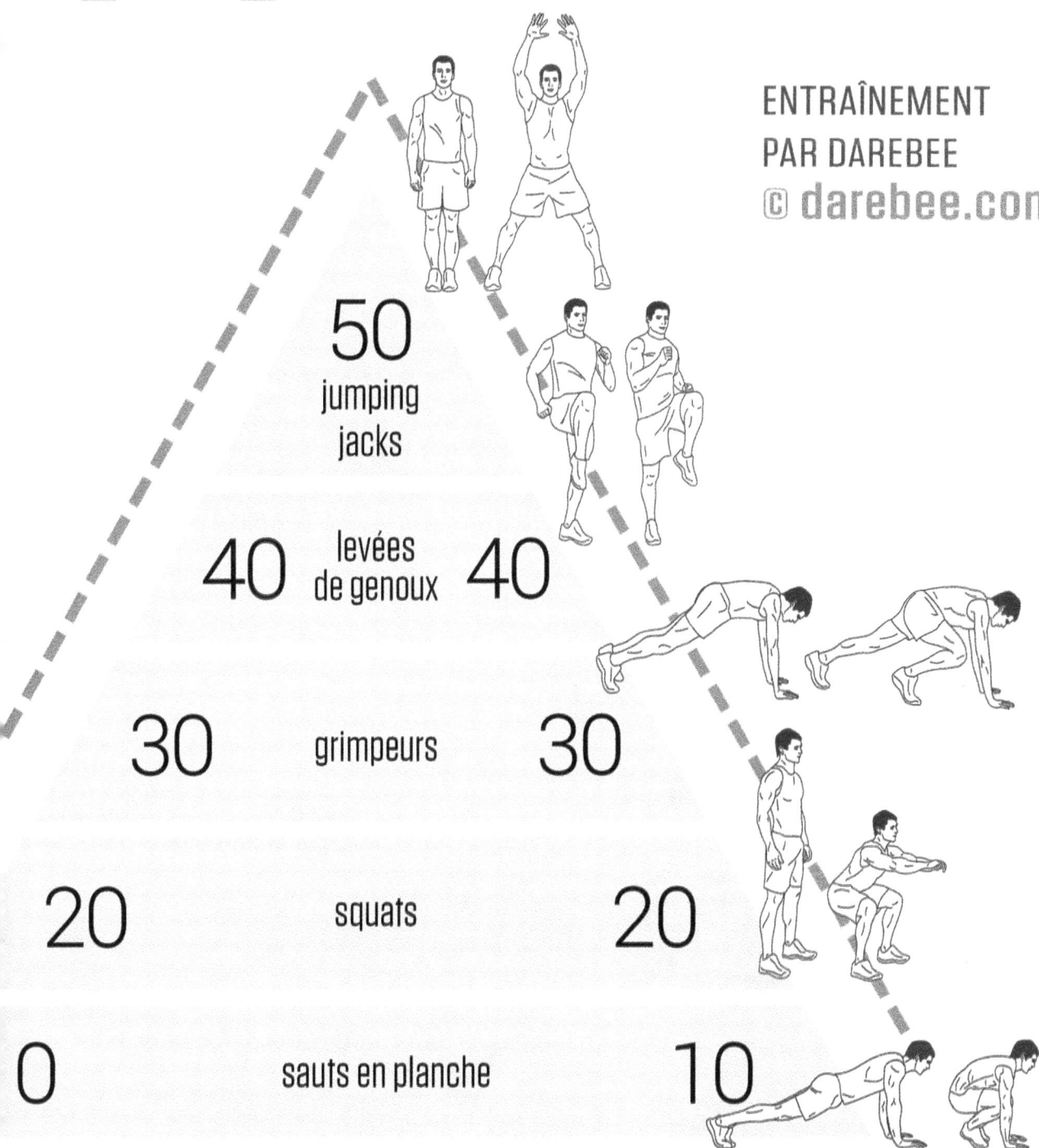

**50** jumping jacks

**40** levées de genoux **40**

**30** grimpeurs **30**

**20** squats **20**

**0** sauts en planche **10**

## 41 Éliminateur

*Instructions*: A chaque nouvelle série, vous éliminez le dernier exercice. L'objectif est de faire suffisamment de séries pour ne rien faire. Cool !

**Objectif : Brûle-Graisse**

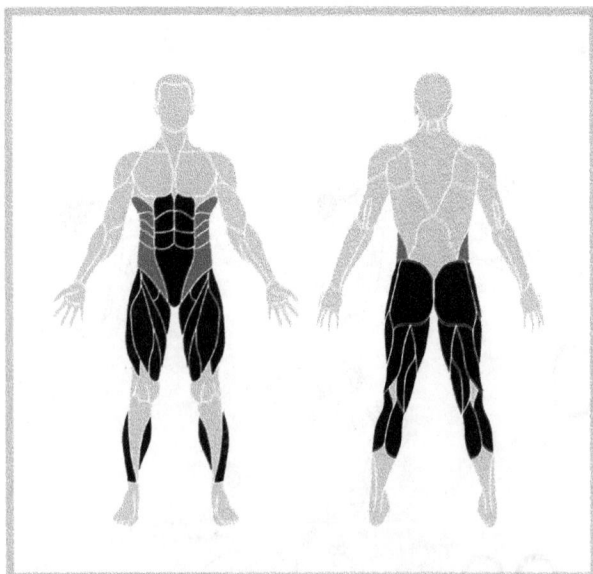

# XÉLIMINATEUR

ENTRAÎNEMENT PAR DAREBEE © darebee.com

**5 séries – retirez le dernier exercice après chaque série.**
**Jusqu'à 45 secondes de repos entre les séries.**

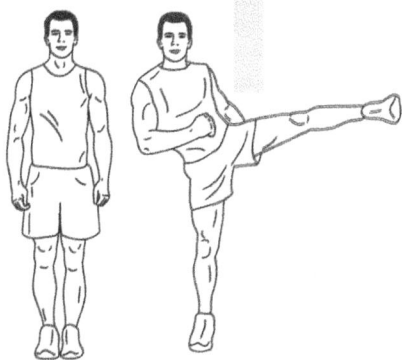

**20** levées de jambes
sur le côté

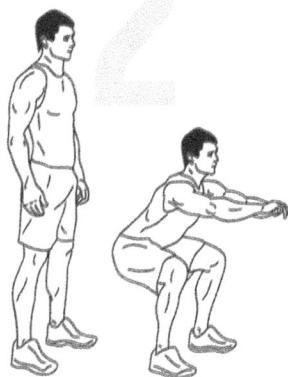

**10** squats

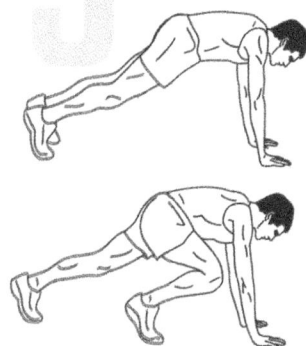

**20** grimpeurs

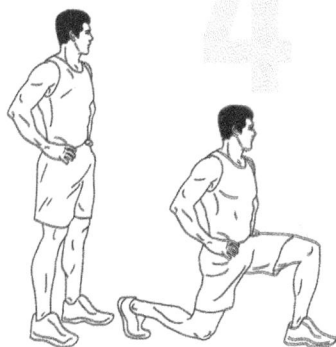

**20** fentes

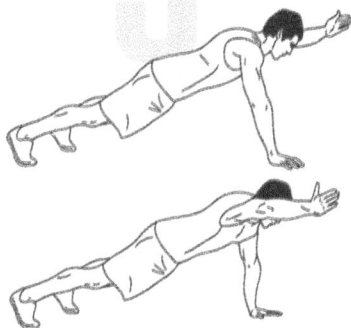

**10** levées de bras
en planche

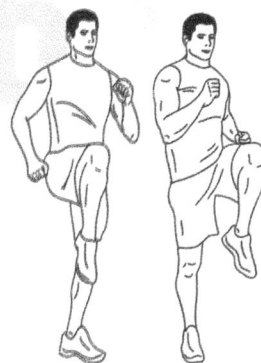

**20** levées de genoux

## 42 Épique

Il s'agit d'une séance d'entraînement simple, alternée et intense, qui vous laissera à bout de souffle et vous donnera le sentiment d'être digne du titre «épique». Faites chaque répétition au maximum et profitez simplement du voyage.

**Objectif : Force & Tonification**

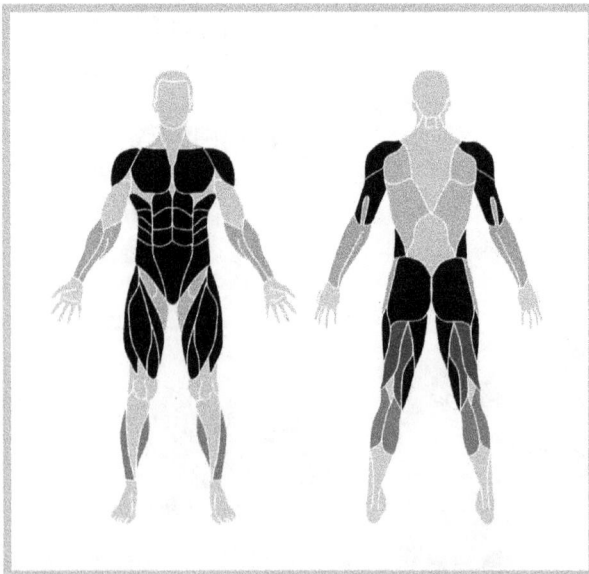

# ÉPIQUE

ENTRAÎNEMENT PAR DAREBEE © darebee.com

**NIVEAU I** 3 séries **NIVEAU II** 4 séries **NIVEAU III** 5 séries **REPOS** jusqu'à 2 min

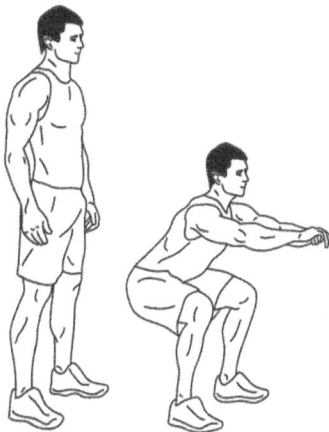

**5** squats
**5** levées du buste

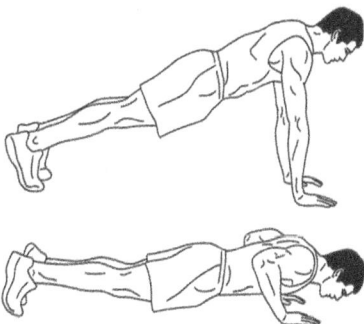

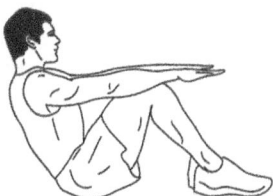

**5** pompes
**5** levées du buste

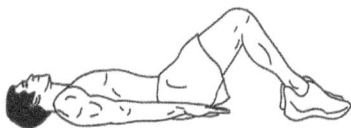

**5** squats
**5** levées du buste

**5** pompes
**5** levées du buste

**5** squats
**5** levées du buste

**5** pompes
**5** levées du buste

## 43 Express

C'est l'entraînement idéal lorsque vous voulez quelque chose de rapide, que vous êtes pressé par le temps, mais que vous ne voulez pas lésiner sur la qualité. Augmentez un peu l'intensité à chaque répétition et vous pouvez à la fois avoir votre gâteau et le manger.

**Objectif : Force & Tonification**

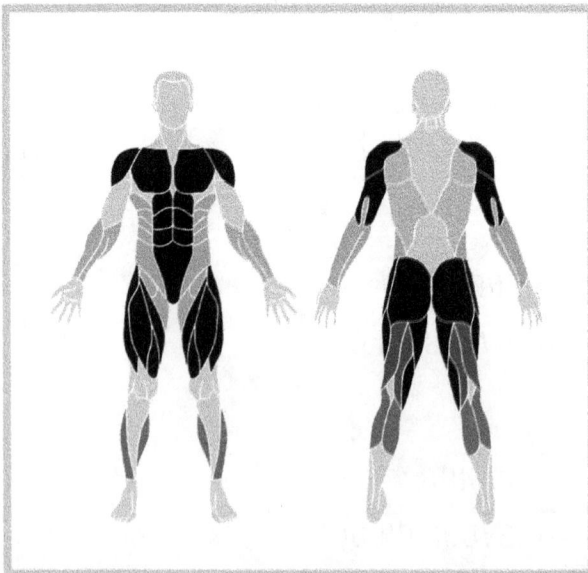

# EXPRESS
## ENTRAÎNEMENT

PAR DAREBEE © darebee.com

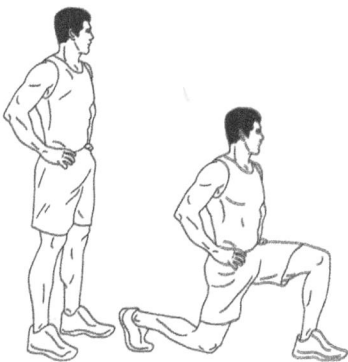

**10** fentes

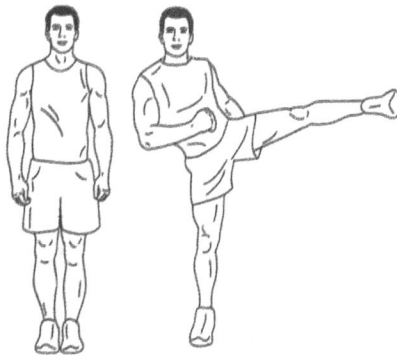

**20** levées latérales
de jambe

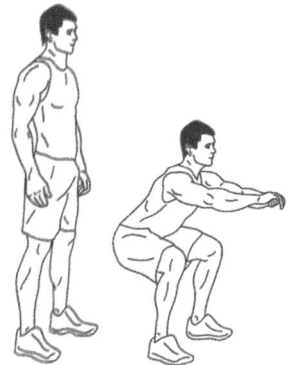

**10** squats

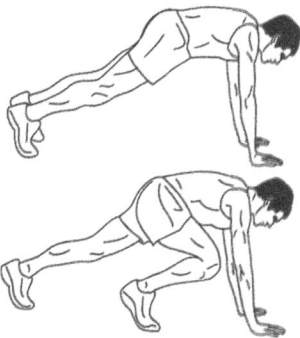

**10** grimpeurs lents

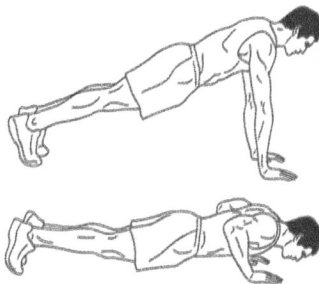

**10** pompes

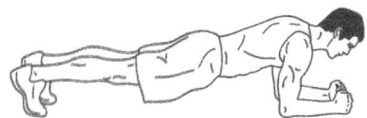

**10-count** planche
(en comptant jusqu'à 10)

## 44 Extracteur

Il y a des jours où tout ce que vous voulez faire est de faire un entraînement où vous n'avez pas à réfléchir beaucoup ou à vous concentrer. Retirez-vous de l'image et laissez votre corps faire son travail. L'entraînement *Extracteur* est la chose qui le fera pour vous.

**Objectif : Brûle-Graisse**

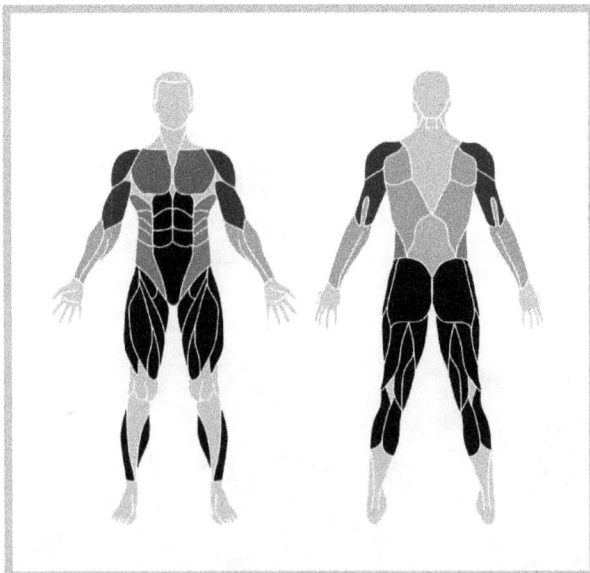

# EXTRACTEUR

ENTRAÎNEMENT PAR DAREBEE © darebee.com

**NIVEAU I** 3 séries **NIVEAU II** 5 séries **NIVEAU III** 7 séries **REPOS** jusqu'à 2 min

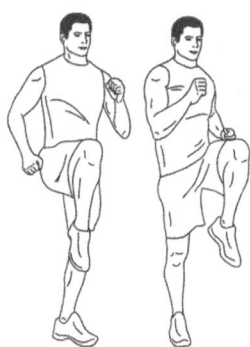

**20** levées de genoux

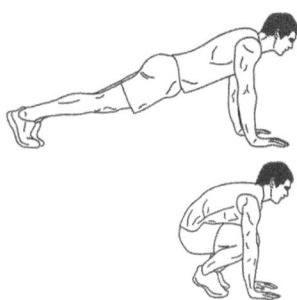

**2** sauts en planche

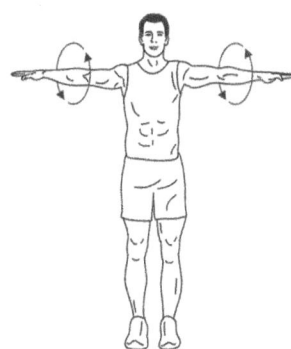

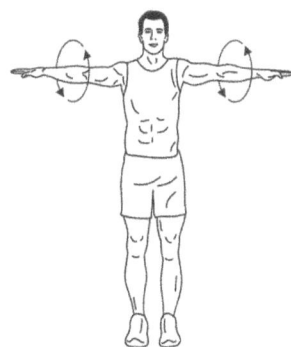

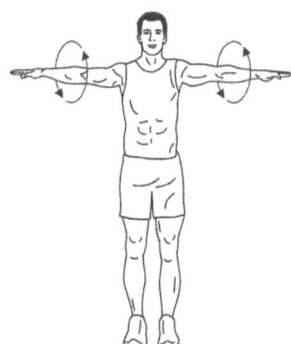

**20** cercles de bras

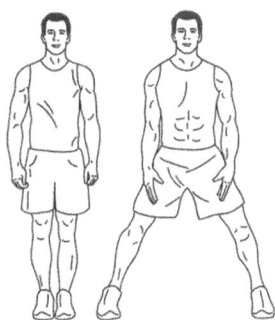

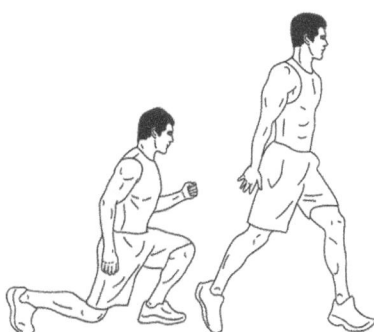

**20** sauts écarté-serré

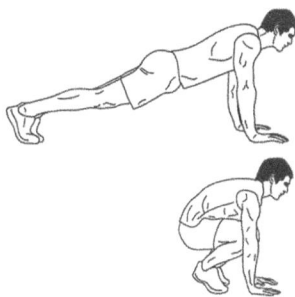

**2** sauts en planche

**20** cercles de bras

**2** fentes sautées

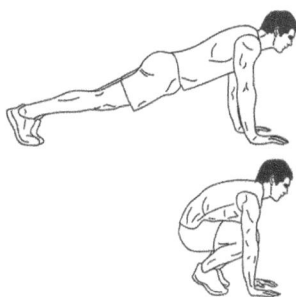

**2** sauts en planche

**20** cercles de bras

## 45 Point Éloigné

L'étirement passif est une forme idéale d'étirement à effectuer avec un partenaire. Il oblige le corps à rester complètement passif pendant qu'une force extérieure est exercée sur lui (par un partenaire). Lorsqu'il est utilisé sans poids corporel du partenaire, les forces de gravité sont autorisées à faire leur travail. Pour cette raison, l'étirement passif est également appelé étirement détendu. Pour que cela fonctionne pour vous, allongez-vous à une position qui se trouve tout au bord de votre zone de confort et maintenez-la, en laissant la gravité et votre poids corporel faire le reste. Il n'y a pas de «rebond» d'aucune sorte avec l'étirement passif, ni de mouvement de poussée / traction. Retrouvez plus sur l'étirement pour la force et la flexibilité.

**Objectif : Étirement**

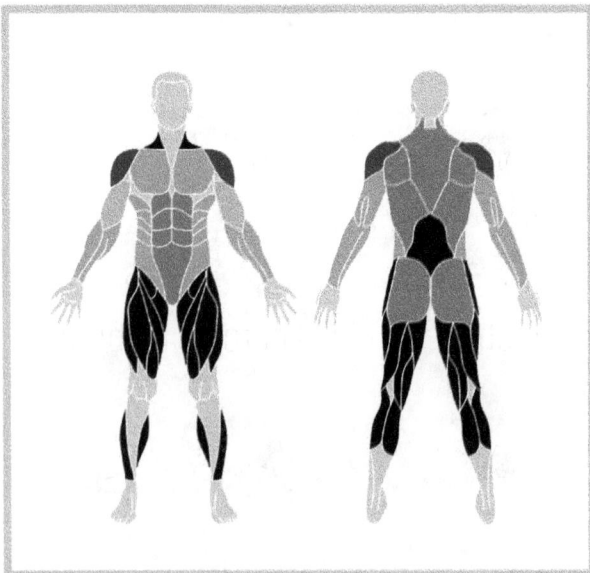

# POINT ÉLOIGNÉ

ÉTIREMENT PASSIF PAR DAREBEE © darebee.com
60 sec pour chaque exercice – 30 sec de chaque côté / jambe

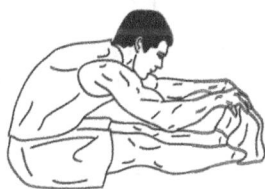

étirement du bas du dos

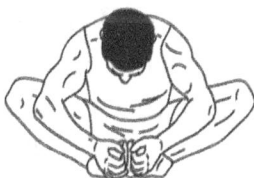

étirement de l'aine

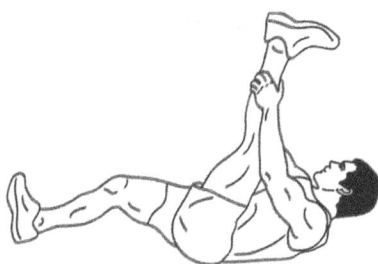

étirement des ischio-jambiers

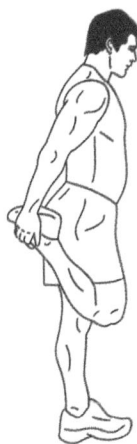

étirement des quadriceps

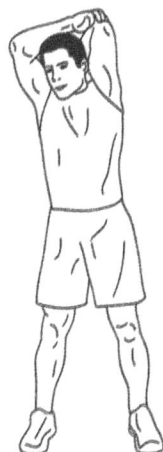

étirement des triceps

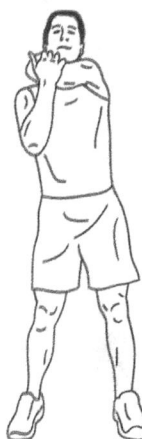

étirement des épaules

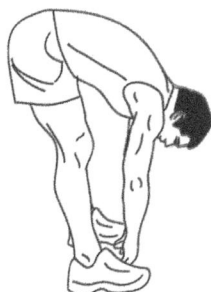

flexion avant debout

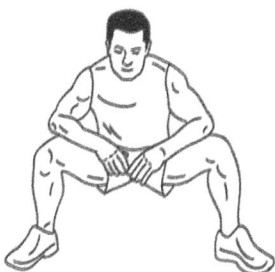

étirement « sumo squat »

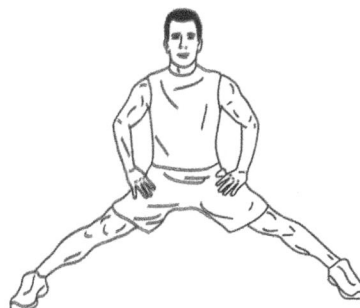

grand écart latéral

## 46 Cinq Minutes Planche

L'entraînement du groupe musculaire abdominal n'est pas une tâche facile. Pendant l'entraînement tous les muscles ne répondent pas de la même façon. Il existe un groupe central d'abdominaux, fonctionnant sous les muscles externes, les fibres musculaires pointant dans le sens opposé. Cela donne une image de base qu'aucun exercice seul ne peut être suffisant. Ce qui aide à expliquer pourquoi des abdos solides sont difficiles à atteindre et ce qui en fait est un objectif. L'entraînement *Cinq Minutes Planche* est une sorte de paradoxe. Il utilise une relative inactivité pour défier les muscles abdominaux et les renforcer. En cinq minutes, vous exercez autant de parties que possible de la paroi musculaire. Le résultat: des abdominaux solides, un core solide, plus de puissance, une meilleure coordination et une belle apparence sur la plage.

**Objectif : Abdos**

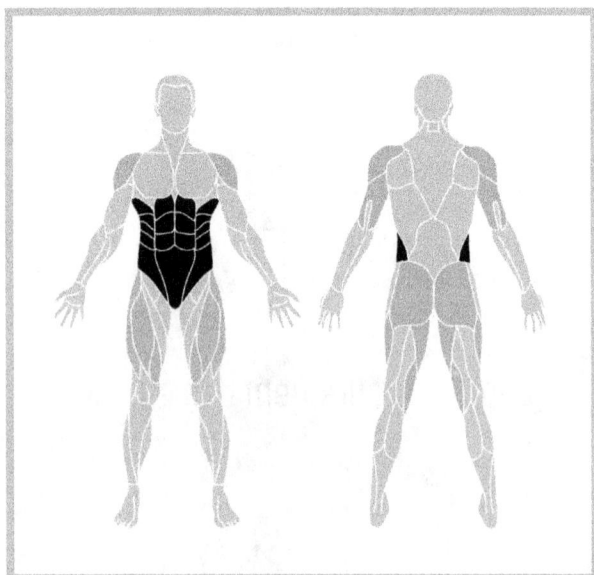

# CINQ MINUTE PLANCHE

## MINUTE

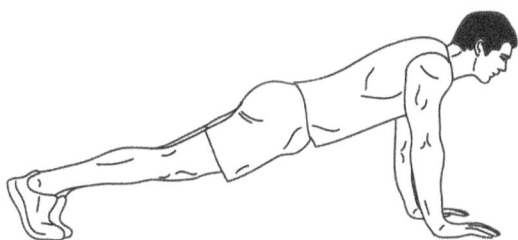

**60sec** planche classique

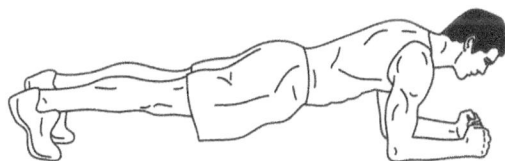

**30sec** planche sur les coudes

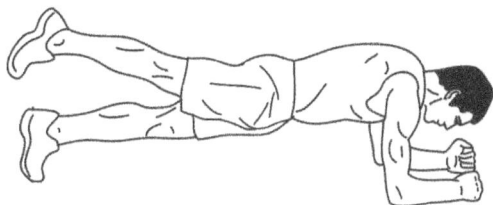

**60sec** planche jambe levée
30sec - chaque jambe

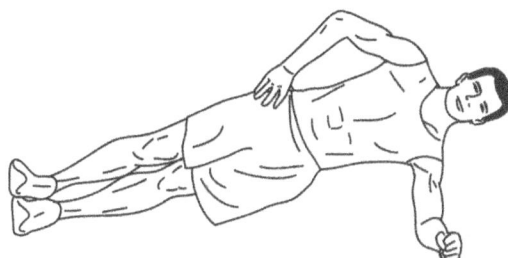

**60sec** planche latérale
30sec - chaque côté

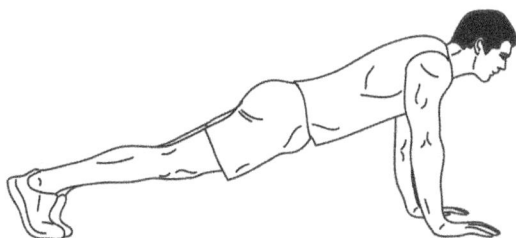

**30sec** planche classique

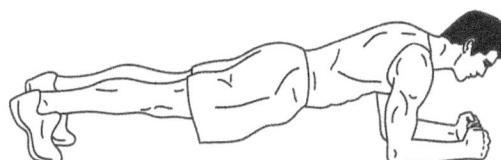

**60sec** planche sur les coudes

## 47 Point Éclair

Basé sur des combinaisons d'arts martiaux, *Point Éclair* active tous les groupes musculaires importants ainsi que les structures musculaires de soutien pour un entraînement vraiment holistique.

**Objectif : Brûle-Graisse**

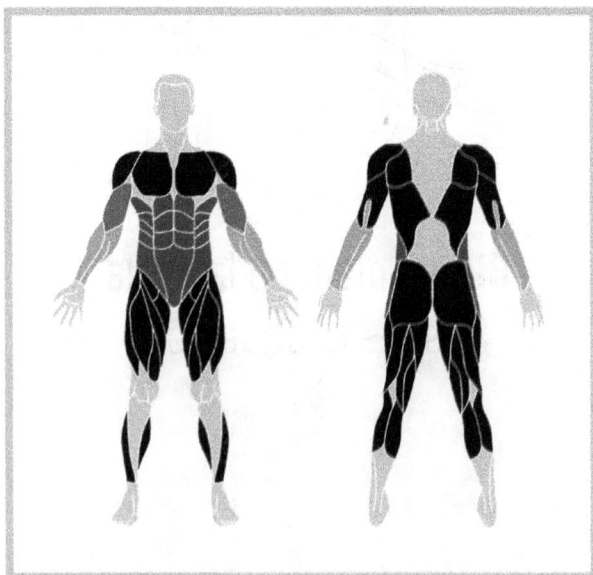

# Point Éclair

ENTRAÎNEMENT PAR DAREBEE © darebee.com

**NIVEAU I** 3 séries  **NIVEAU II** 5 séries  **NIVEAU III** 7 séries  **REPOS** jusqu'à 2 min

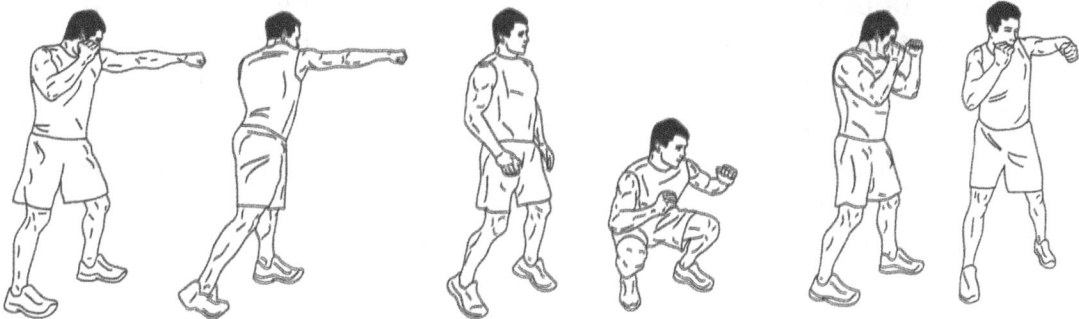

**20combos**  jab + cross + squat + hook

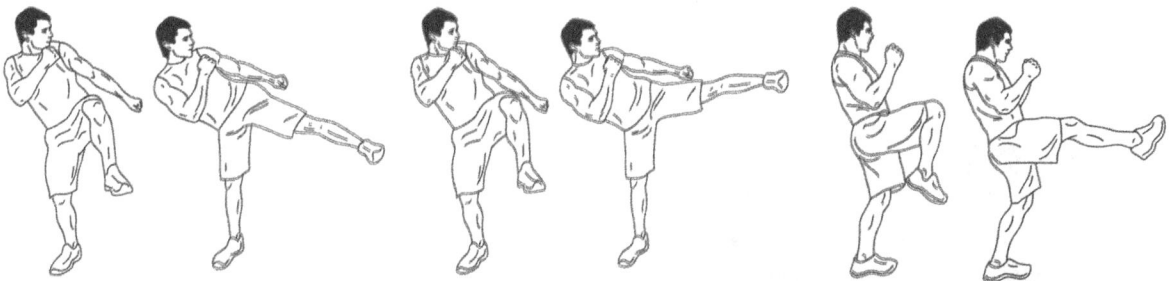

**20** double coups de pied de côté / bas et haut

**20** coups de pied de face

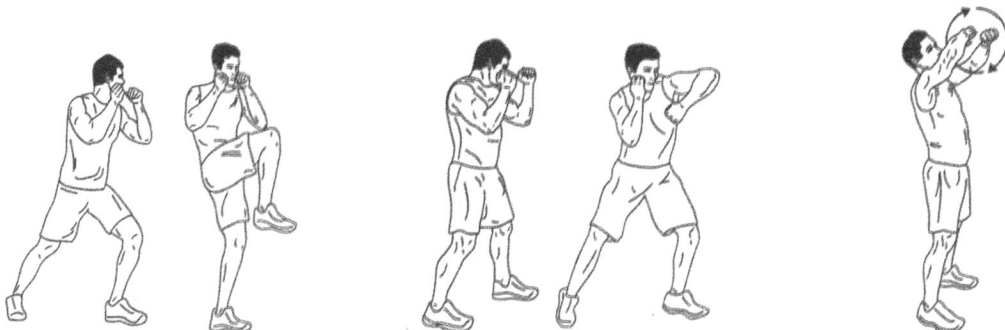

**20combos** coup de genou + coup de coude

**20** cercles de poings rapides

## 48 Fremen

Lorsque vous êtes destiné à être parmi les meilleurs combattants de l'univers depuis la naissance, la forme physique est un mode de vie. L'Épice rendra cette vie longue, mais à quel point ce sera génial dépend entièrement de vous. La vie sur la planète désertique est naturellement dure. L'environnement exige de la force, de l'endurance et la capacité de survivre et de réussir avec relativement peu de ressources. Les muscles doivent justifier chaque gramme de leur existence, il est donc inutile d'avoir de la masse lorsque ce dont vous avez vraiment besoin, c'est de la force. C'est un entraînement digne d'un cavalier qui chevauche des Vers de Sable. Conçu pour développer la force du core et la masse musculaire dense, c'est un vrai cadeau pour ceux qui Shai-Hulud favorise. (Pour les fans de «Dune» de Frank Herbert)

**Objectif : Force & Tonification**

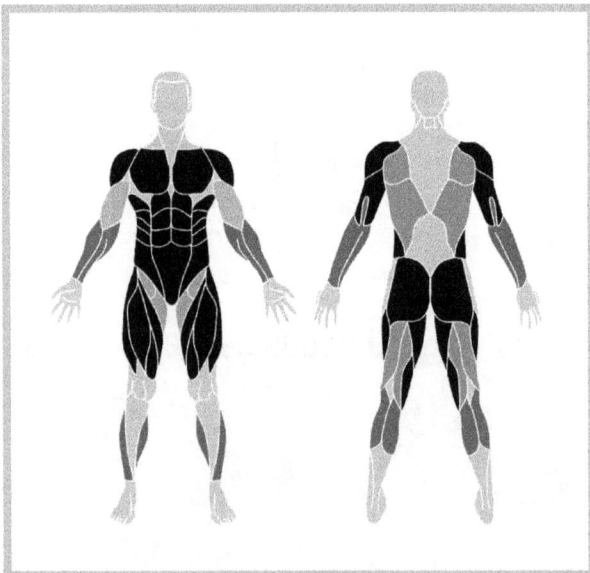

# FREMEN

ENTRAÎNEMENT PAR DAREBEE © darebee.com

**NIVEAU I** 3 séries **NIVEAU II** 5 séries **NIVEAU III** 7 séries **REPOS** jusqu'à 2 min

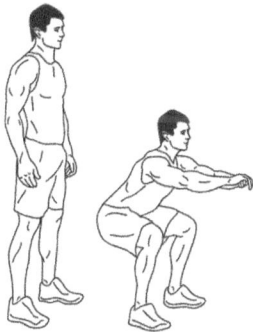

**10** squats

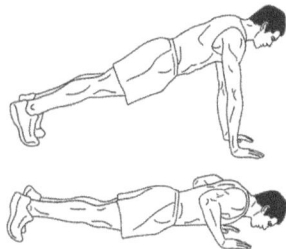

**2** pompes

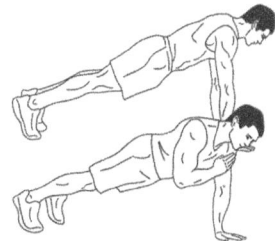

**10** toucher-épaules en planche

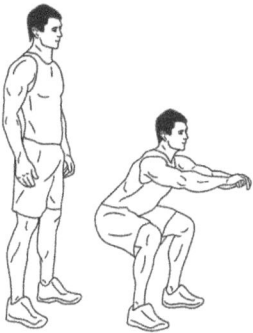

**10** squats

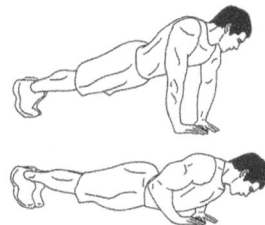

**2** pompes prise étroite

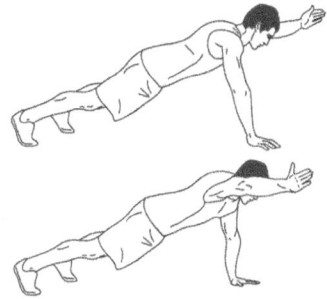

**10** levées de bras en planche

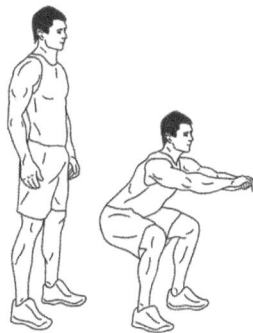

**10** squats

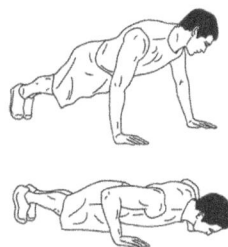

**2** pompes prise large

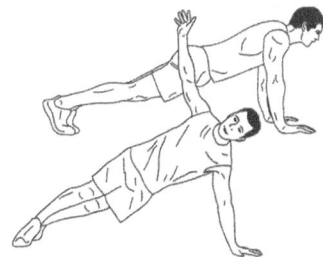

**10** rotations latérales en planche

## 49 Givré

Même les méchantes filles doivent s'entraîner et notre routine *Givré*, fidèle à son nom, est un peu meurtrière. Elle est là pour s'assurer que chaque partie de votre corps peut être appelée à jouer son rôle en cas de besoin.

**Objectif : Brûle-Graisse**

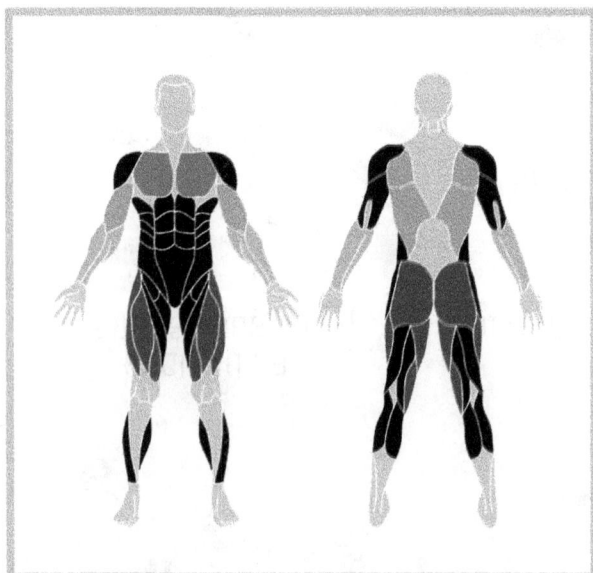

# GIVRÉ

ENTRAÎNEMENT PAR DAREBEE © darebee.com

**NIVEAU I** 3 séries **NIVEAU II** 5 séries **NIVEAU III** 7 séries **REPOS** jusqu'à 2 min

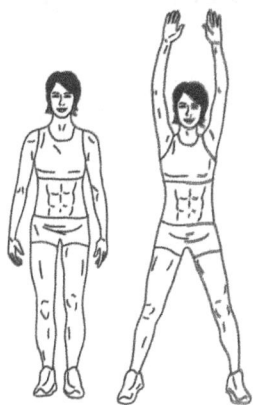

**10** jumping jacks

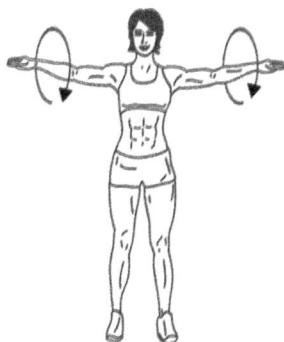

**20** cercles de bras

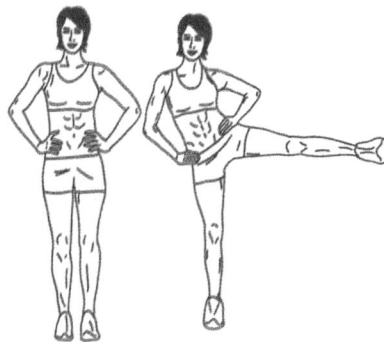

**20** levées latérales
de jambe

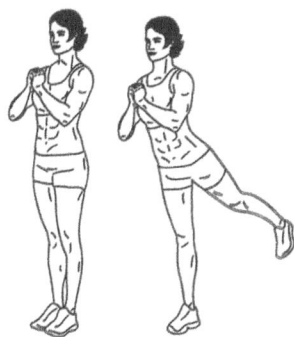

**20** levées de jambe
en arrière

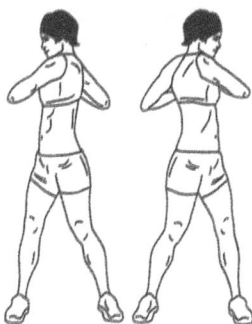

**10** torsions du buste

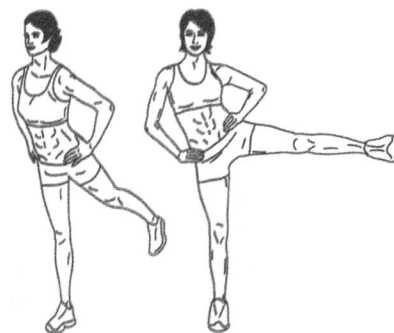

**20** mouvements de jambe
arrière + latéral

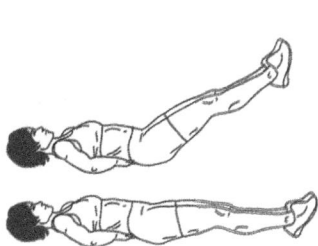

**10** levées de jambes

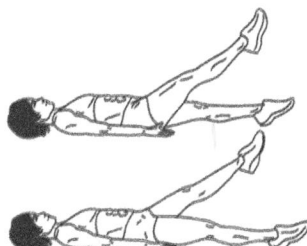

**10** battements de jambes

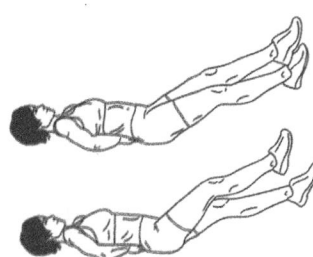

**10** ciseaux

## 50  Gamer

Que ce soit à l'écran ou en dehors, un joueur doit avoir une certaine stabilité, une force physique de base et la capacité de contrôler son corps au maximum. Cet entraînement est un très bon point de départ pour ces qualités.

**Objectif : Brûle-Graisse**

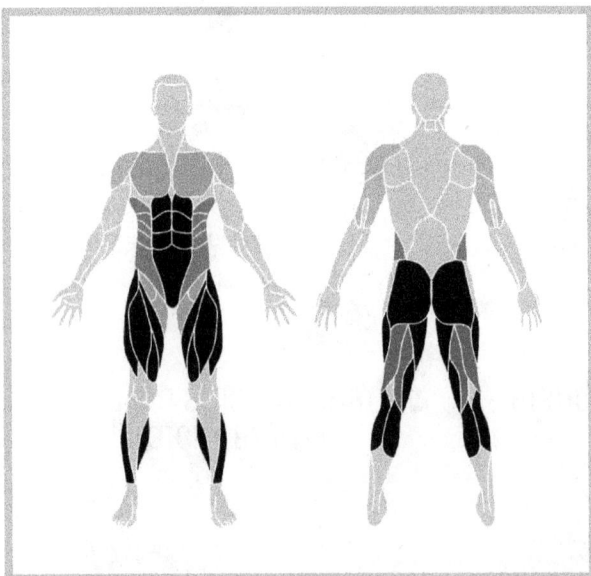

# GAMER

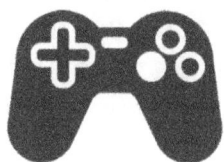

ENTRAÎNEMENT PAR DAREBEE © darebee.com

**Chaque réapparition, construction ou bande-annonce**

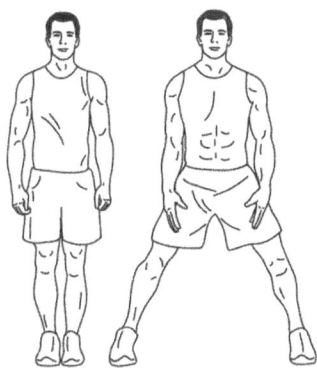

**10** sauts écarté-serré

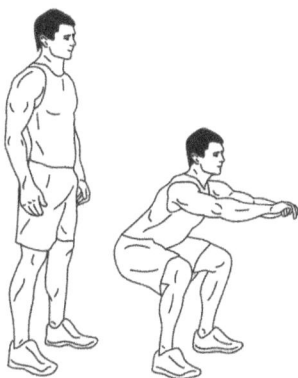

**10** squats

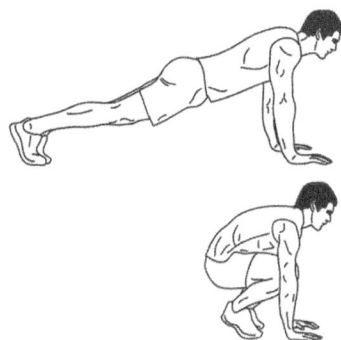

**2** sauts en planche

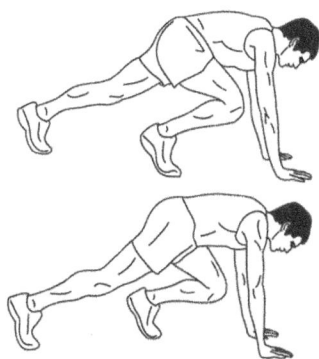

**10** grimpeurs

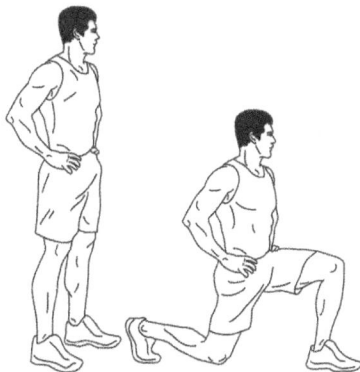

**10** fentes

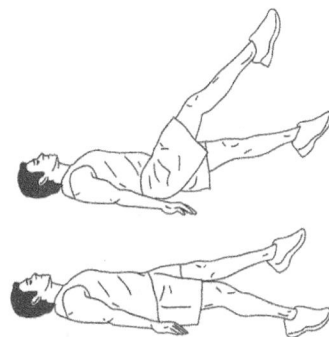

**10** battements de jambes

## 51 Gladiateur

Les gladiateurs étaient des gens féroces. Pour survivre, ils avaient besoin d'une bonne stabilité et résistance du core, suivis d'une excellente capacité de mouvement dynamique et rapide. Si vous êtes prêt à sauter dans l'arène et à vous battre à mort pour la gloire du combat, alors cet entraînement est un bon moyen de vous préparer.

**Objectif : Force & Tonification**

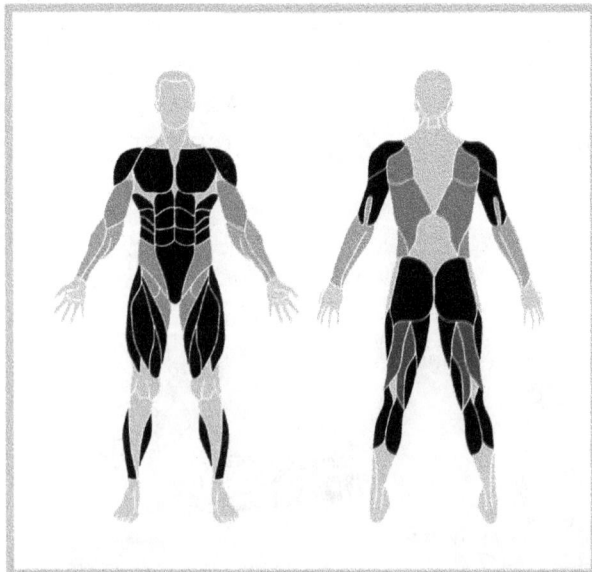

# GLADIATEUR

ENTRAÎNEMENT PAR DAREBEE © darebee.com

**NIVEAU I** 3 séries **NIVEAU II** 5 séries **NIVEAU III** 7 séries **REPOS** jusqu'à 2 min

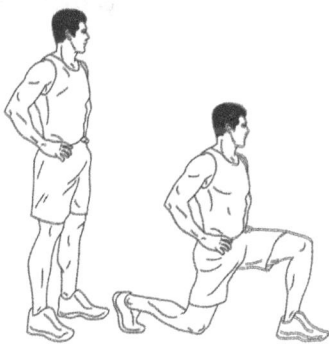

**10** fentes

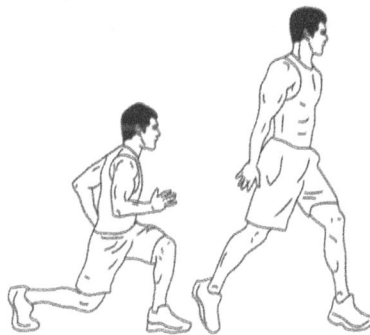

**4** fentes sautées

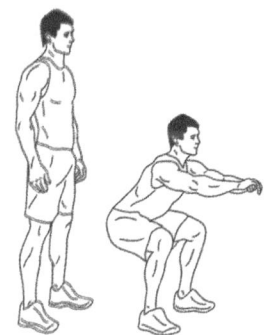

**10** squats

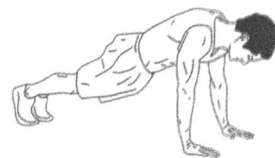

**10** toucher-épaules en planche

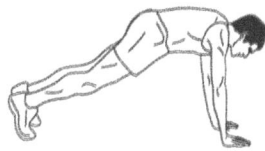

**10** grimpeurs lentes

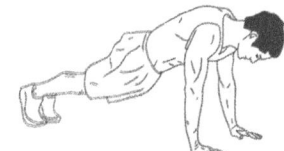

**4** pompes

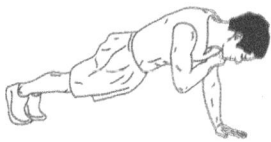

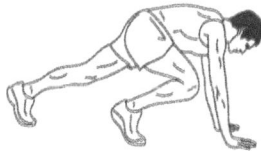

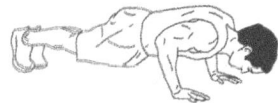

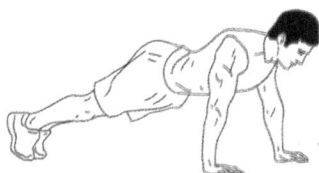

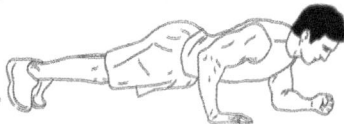

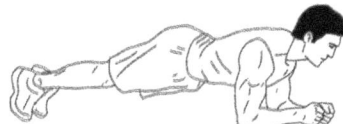

**4** planches dynamiques

## 52 Golem

Si vous êtes une créature mythique imparable, vous avez besoin d'un type de force et de puissance de base qui feront de vous une force de la nature. L'entraînement *Golem* vous ramène aux bases pour cette raison. Cela vous aide vraiment à amener votre condition physique de base au niveau dont vous avez besoin.

**Objectif : Force & Tonification**

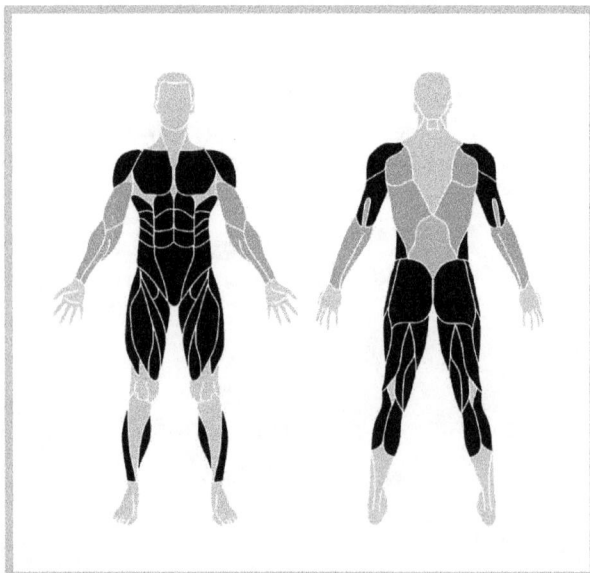

# GOLEM

ENTRAÎNEMENT PAR DAREBEE © darebee.com

**NIVEAU I** 3 séries **NIVEAU II** 5 séries **NIVEAU III** 7 séries **REPOS** jusqu'à 2 min

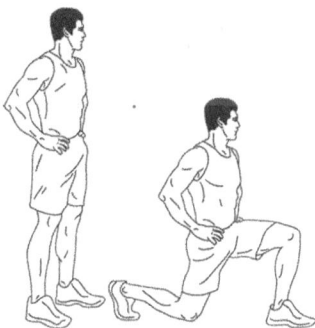

**10** fentes

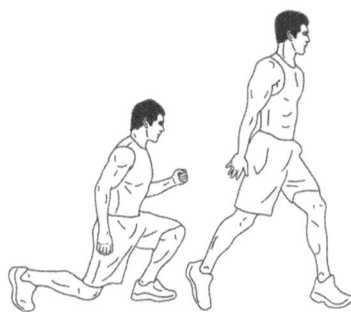

**4** fentes sautées

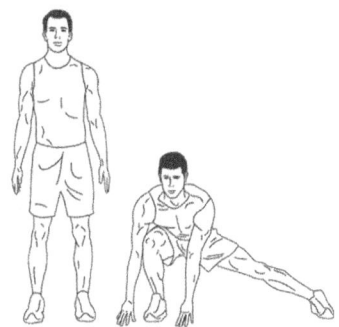

**4** fentes latérales

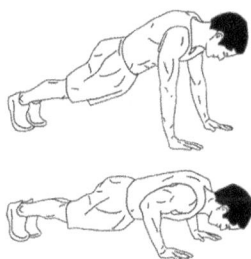

**4** pompes

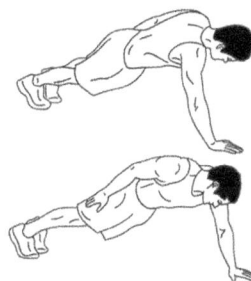

**10** toucher-cuisse en planche

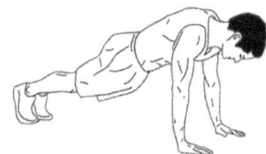

**10-count** planche

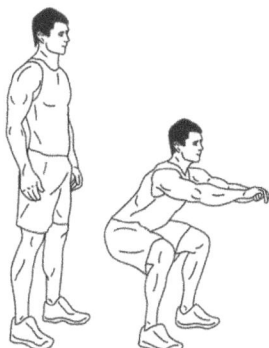

**10** squats

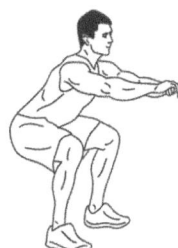

**10-count** squat maintenu

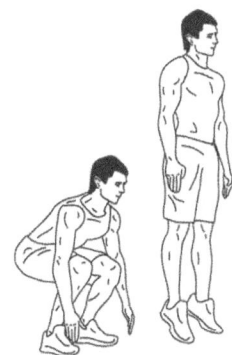

**4** squats sautées

**10-count** = "en comptant jusqu'à 10"

## 53 Gravité

Pour échapper à la gravité, vous avez besoin de muscles denses et les os solides et rien ne rend les muscles plus denses ou les os plus forts qu'un entraînement au sol hyper chargé.

*Conseil*: il y a peu de temps de récupération entre chaque groupe musculaire ici, vous devez donc vous assurer que vos muscles reçoivent autant d'oxygène que possible en respirant aussi profondément que possible lors de la phase de récupération de chaque répétition.

**Objectif : Force & Tonification**

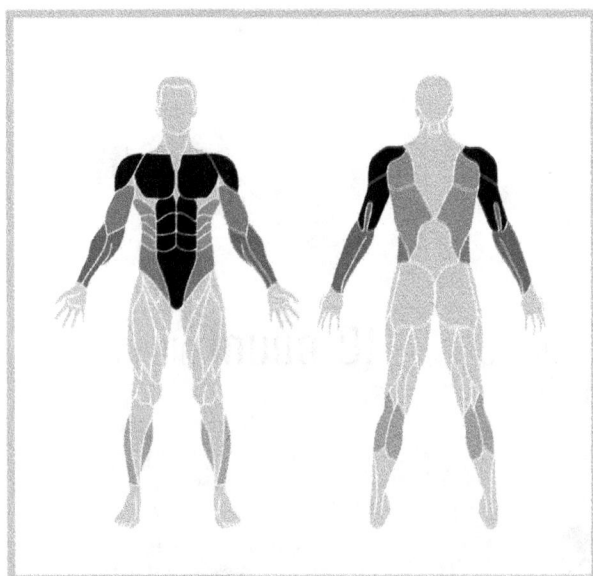

# GRAVITÉ

ENTRAÎNEMENT PAR DAREBEE © darebee.com

**NIVEAU I** 3 séries **NIVEAU II** 4 séries **NIVEAU III** 5 séries **REPOS** jusqu'à 2 min

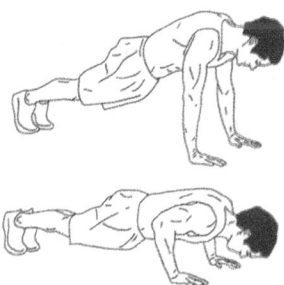

**4** pompes

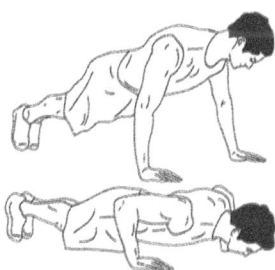

**4** pompes prise large

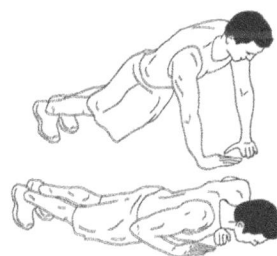

**2** pompes prise étroite

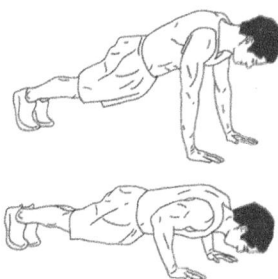

**4** pompes

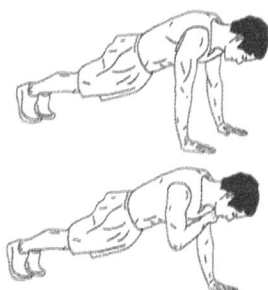

**4** pompes toucher-épaule

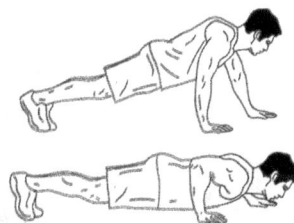

**2** pompes mains décalées

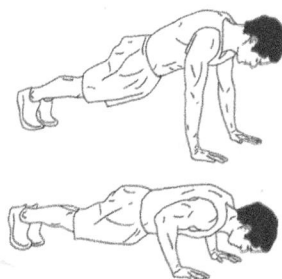

**4** pompes

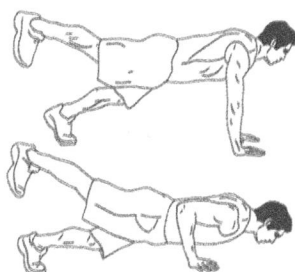

**4** pompes jambe levée

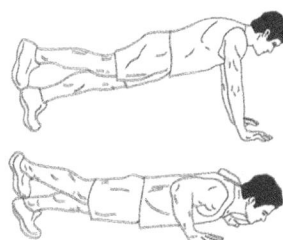

**2** pompes pieds croisés

## 54 Le Natif

Si vous connaissez la généalogie «The 100», vous savez qu'un Natif est naturellement fort. C'est un survivant né et un guerrier de formation. L'entraînement *Natif* est conçu pour vous aider à développer le type de force solide dont vous avez besoin pour survivre dans un environnement difficile. Vous avez juste besoin de passer au travers de cette épreuve d'abord.

Parfait pour les survivalistes à la recherche d'une formation avant-gardiste qui les poussera à un niveau supérieur afin qu'ils puissent devenir des chefs de clan. De plus, c'est un sacré entraînement pour les jours où vous voulez vraiment vous défouler.

**Objectif : Force & Tonification**

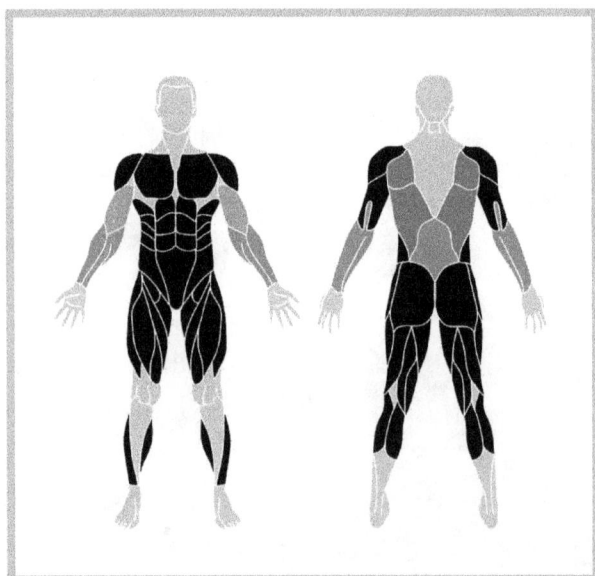

# LE NATIF

ENTRAÎNEMENT PAR DAREBEE © darebee.com

**NIVEAU I** 3 séries **NIVEAU II** 4 séries **NIVEAU III** 5 séries **REPOS** jusqu'à 2 min

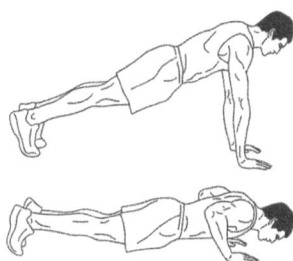

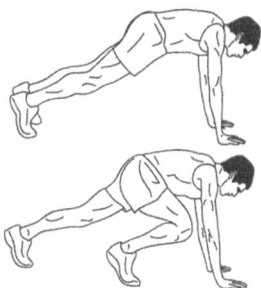

**2** pompes          **10** grimpeurs lents          **2** sorties en planche

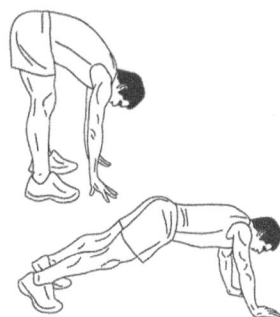

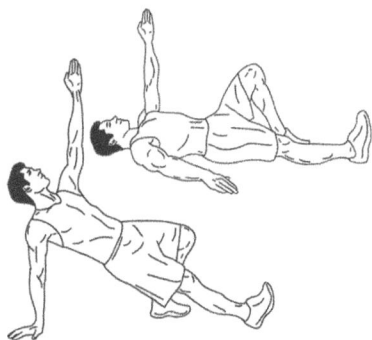

**10** levées du buste          **10** crunchs bras tendus          **10** ponts sur une jambe

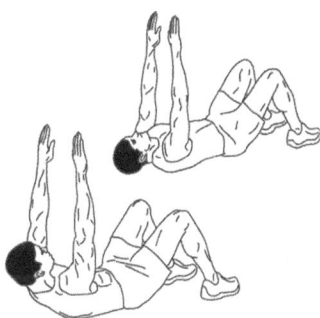

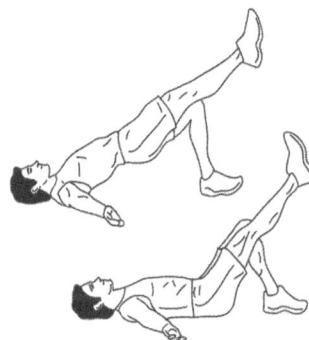

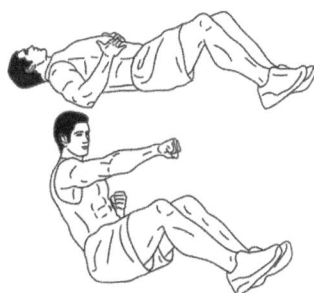

**10** levées du buste
avec coup de poing          **10** coups de poing          **10** crunchs rameur

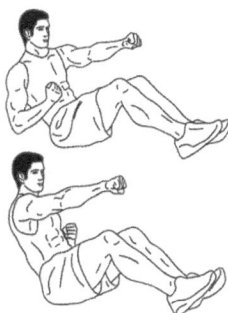

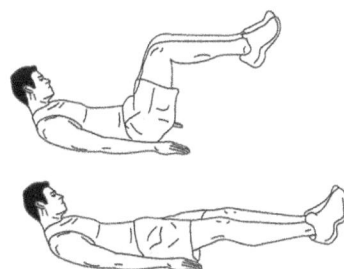

## 55 Gardien

Vous savez juste par le nom de l'entraînement que ça va être un peu difficile. Un tuteur n'est jamais nécessaire à moins qu'il y ait quelque chose à «garder», ce qui signifie que cela vaut la peine de se battre, ce qui signifie que vous feriez mieux de vous préparer si vous voulez jouer ce rôle. L'entraînement *Gardien* testera tous les aspects de votre forme physique.

**Objectif : Force & Tonification**

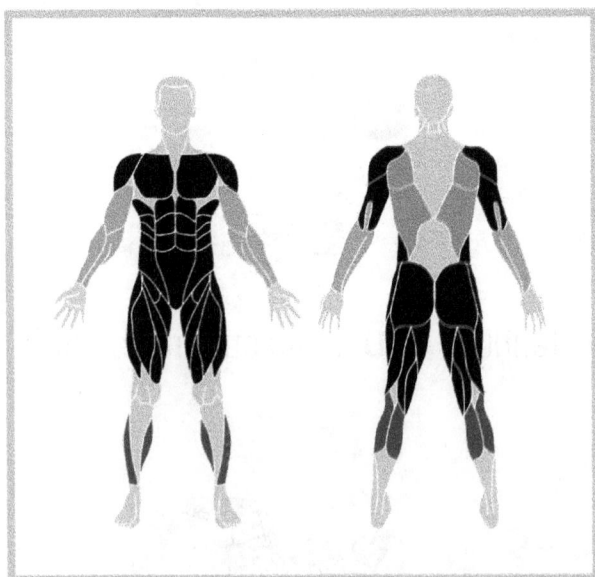

# GARDIEN

ENTRAÎNEMENT PAR DAREBEE © darebee.com

**NIVEAU I** 3 séries **NIVEAU II** 5 séries **NIVEAU III** 7 séries **REPOS** jusqu'à 2 min

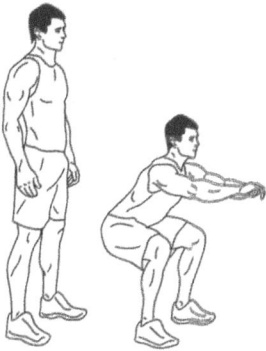

**8** squats

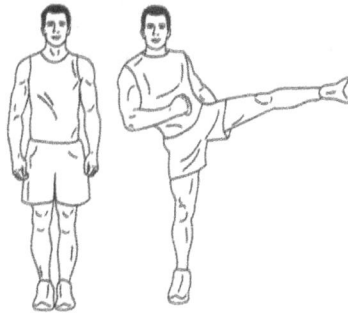

**20** levées de jambes sur le côté

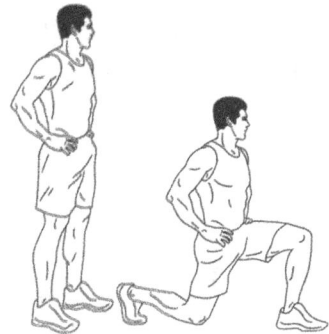

**8** fentes

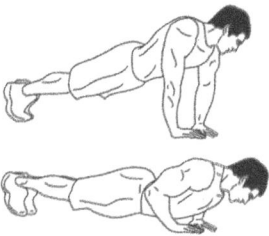

**2** pompes prise étroite

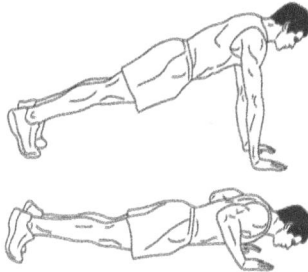

**8** pompes

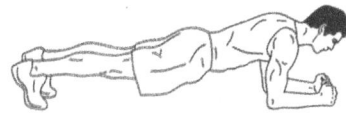

**10-count** planche

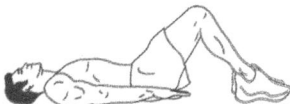

**8** levées du buste

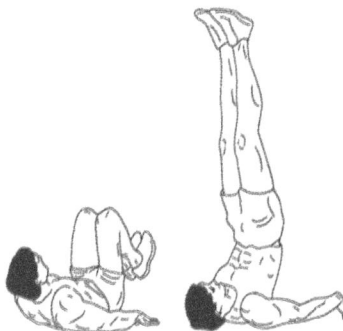

**8** abdo butt-ups

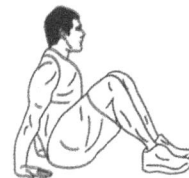

**8** ponts compets

**10-count** = "en comptant jusqu'à 10"

## 56 Garde

«J'étais un aventurier comme vous, mais j'ai pris une flèche dans le genou» — Le Garde, Skyrim.

Ce n'est pas parce que vous avez eu un peu de malchance et que vous avez pris cette flèche au genou que votre vie doit être finie. C'est une séance d'entraînement pour tous ceux qui souffrent de problèmes de genou et qui cherchent à changer d'emploi de gardien des portes de la ville.

**Objectif : Force & Tonification**

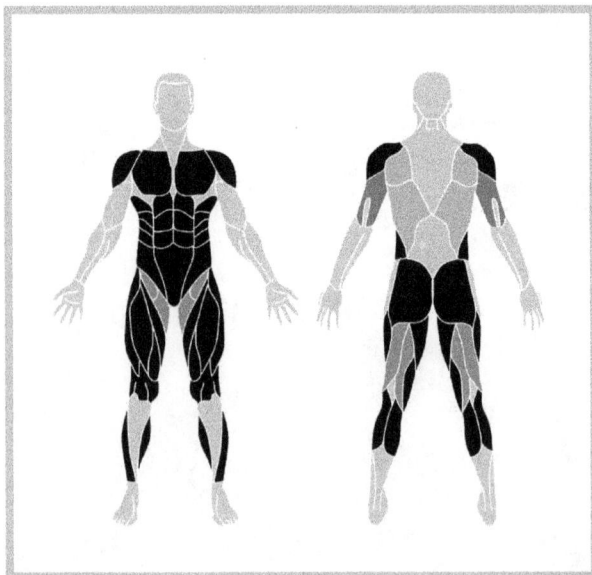

# GARDE

ENTRAÎNEMENT PAR DAREBEE © darebee.com

**NIVEAU I** 3 séries **NIVEAU II** 5 séries **NIVEAU III** 7 séries **REPOS** jusqu'à 2 min

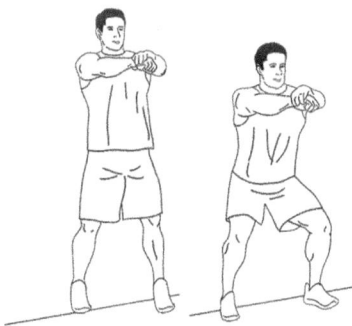

**8** mi-squats
dos au mur

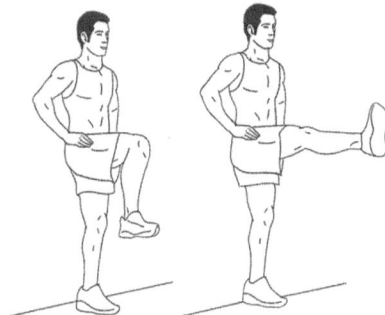

**20** coups de pied lents
dos au mur

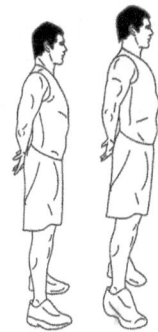

**8** talons levés

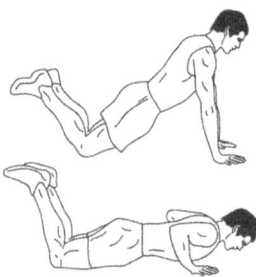

**4** pompes

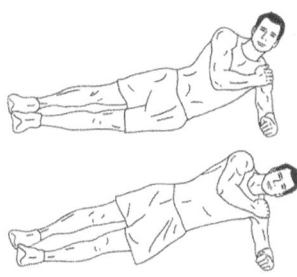

**8** levées du bassin en
planche latérale

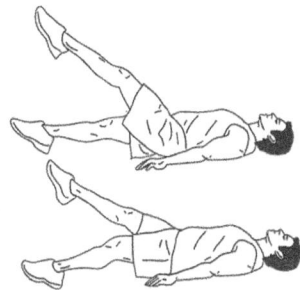

**8** battements de jambes

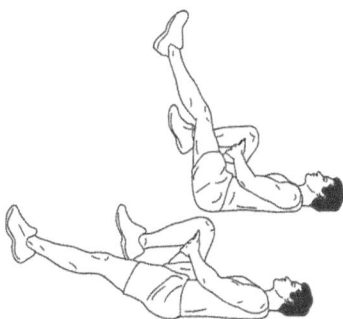

**8** mouvements
"lowering drills"

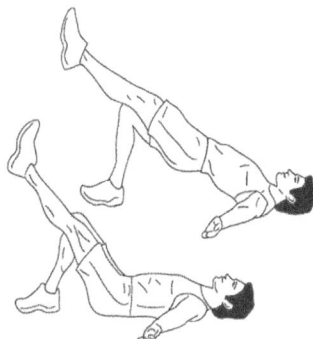

**8** ponts sur une jambe

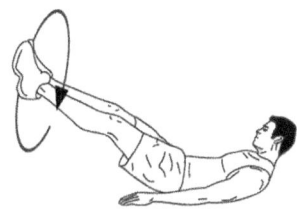

**8** cercles avec
jambes levées

## 57 Circuit de l'Enfer

De temps en temps, la lune devient rouge, le ciel s'assombrit et il y a une brume rougeoyante verte qui monte du sol. C'est exactement ainsi que vous commencez à percevoir le monde lorsque vous dépassez les 4 minutes de la première série de *Circuit de l'Enfer*. Conçu pour tester le courage des mortels, c'est un entraînement qui transforme tous ceux qui le font, même au niveau I. Les exercices semblent trompeusement faciles, mais ne soyez pas dupe. Ceux qui se lancent dans ce petit entraînement sans ressentir au moins un peu d'inquiétude sont voués à la grandeur.

**Objectif : Brûle-Graisse, HIIT**

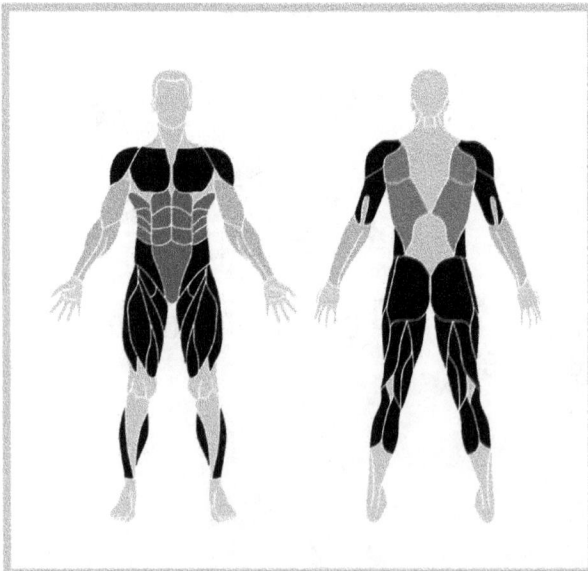

# Circuit de l'Enfer

DAREBEE HIIT ENTRAÎNEMENT © darebee.com

**NIVEAU I** 3 séries **NIVEAU II** 5 séries **NIVEAU III** 7 séries **REPOS** jusqu'à 2 min

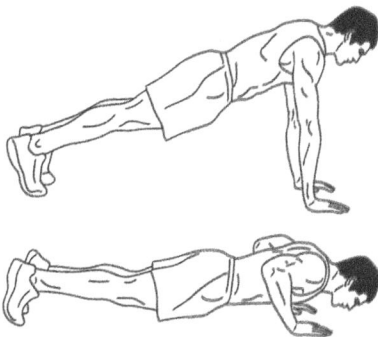

**1min** pompes

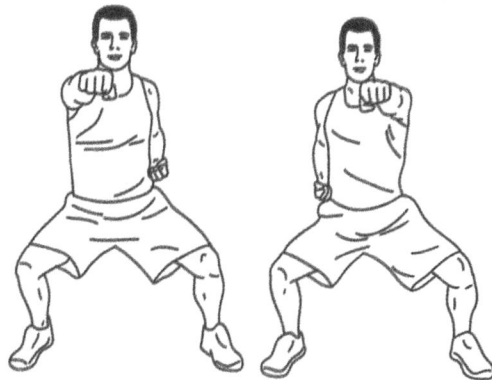

**1min** coups de poing en squat

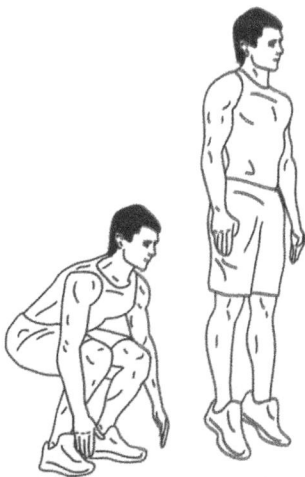

**1min** squats sautés

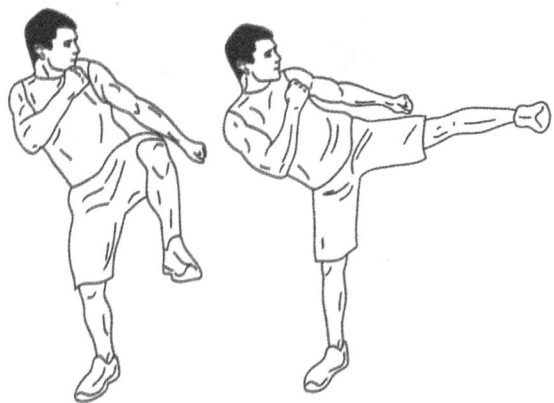

**1min** coups de pieds sur le côté

## 58 Hercule

Même un demi-dieu doit faire quelque chose pour maintenir sa force. C'est l'entraînement pour ceux qui se préparent à rejoindre les rangs du panthéon Olympien et doivent effectuer quelques travaux à l'avance.

*Conseil*: Ce sont des exercices isométriques, conçus pour opposer un groupe musculaire à un autre. Lorsque vous les exécutez, la clé de votre succès est d'avoir une forme parfaite.

**Objectif : Force & Tonification**

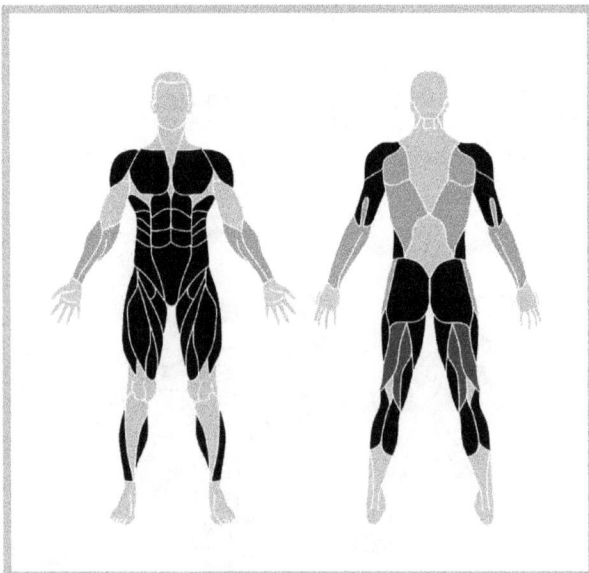

# Circuit de l'Enfer

DAREBEE HIIT ENTRAÎNEMENT © darebee.com

**NIVEAU I** 3 séries **NIVEAU II** 5 séries **NIVEAU III** 7 séries **REPOS** jusqu'à 2 min

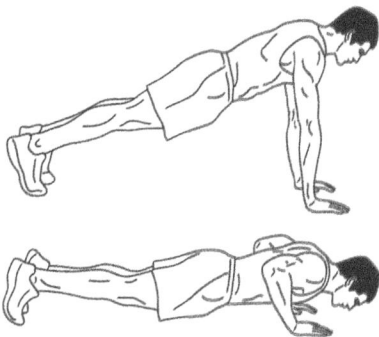

**1min** pompes

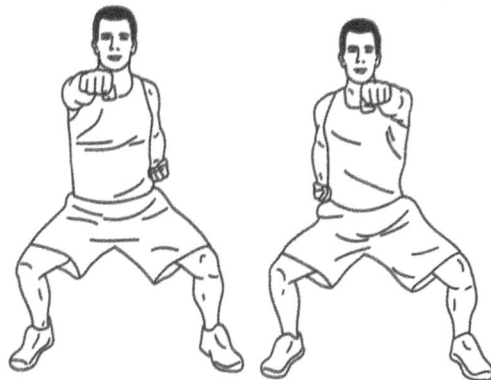

**1min** coups de poing en squat

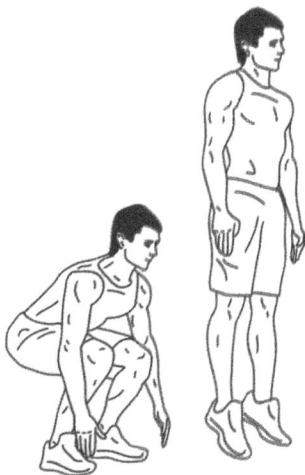

**1min** squats sautés

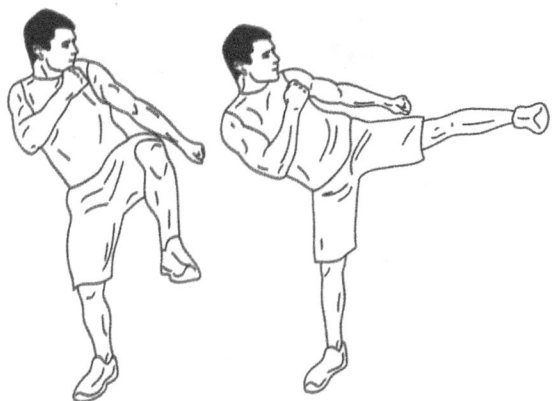

**1min** coups de pieds sur le côté

## 58 Hercule

Même un demi-dieu doit faire quelque chose pour maintenir sa force. C'est l'entraînement pour ceux qui se préparent à rejoindre les rangs du panthéon Olympien et doivent effectuer quelques travaux à l'avance.

*Conseil*: Ce sont des exercices isométriques, conçus pour opposer un groupe musculaire à un autre. Lorsque vous les exécutez, la clé de votre succès est d'avoir une forme parfaite.

**Objectif : Force & Tonification**

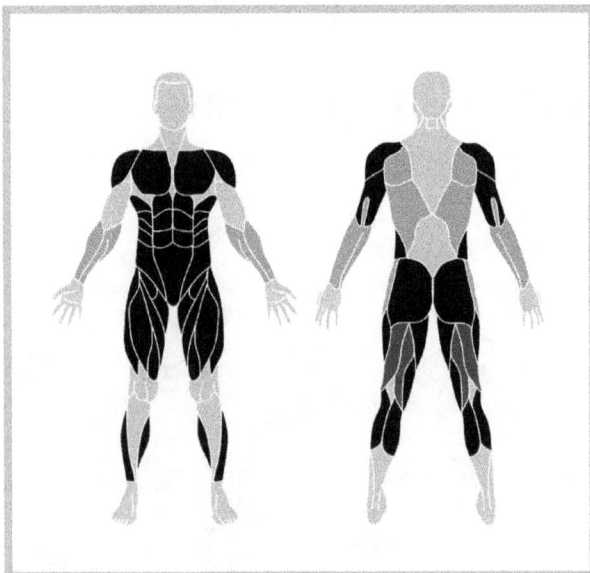

# HERCULE

ENTRAÎNEMENT PAR DAREBEE © darebee.com

**NIVEAU I** 3 séries  **NIVEAU II** 5 séries  **NIVEAU III** 7 séries  **REPOS** jusqu'à 2 min

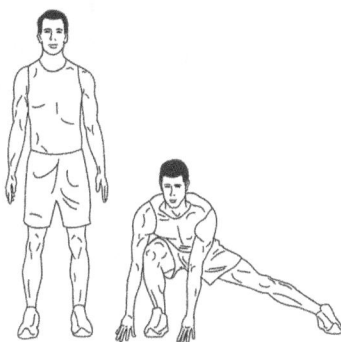

**10** fentes latérales profondes

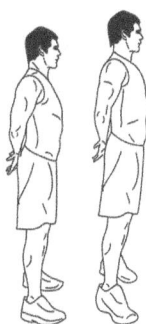

**4** talons levés

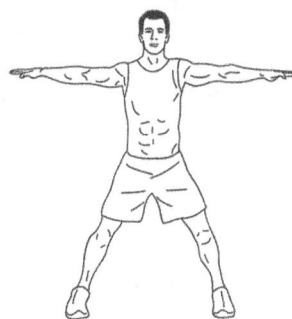

**10-count** position en étoile

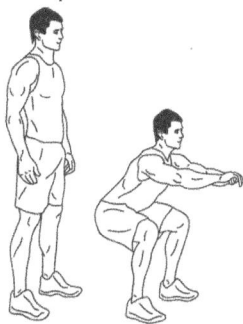

**10** squats

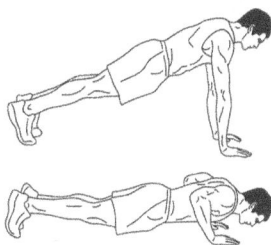

**4** pompes

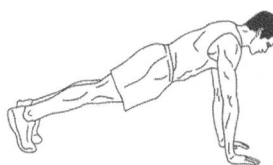

**10-count** planche

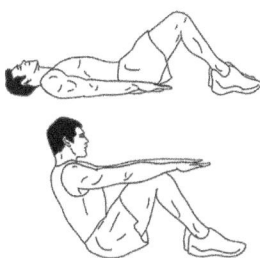

**10** levées du buste

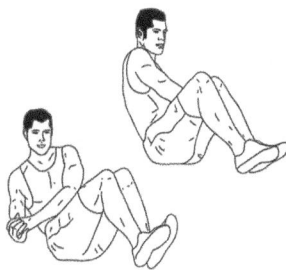

**4** rotations russes

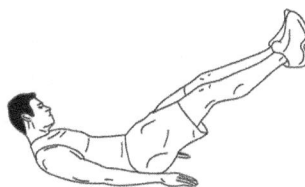

**10-count** levée de jambes

**10-count** = "en comptant jusqu'à 10"

## 59 Dos Fait Maison

Vos muscles du dos sont importants non seulement parce que vous avez besoin de quelque chose de solide sur lequel vous reposer lorsque vous vous couchez la nuit, mais aussi parce qu'ils alimentent toutes sortes de mouvements subtils du corps. L'entraînement *Dos Fait Maison* cible tous les principaux groupes musculaires de votre dos sans oublier d'autres parties tout aussi importantes de votre corps.

**Objectif : Force & Tonification**

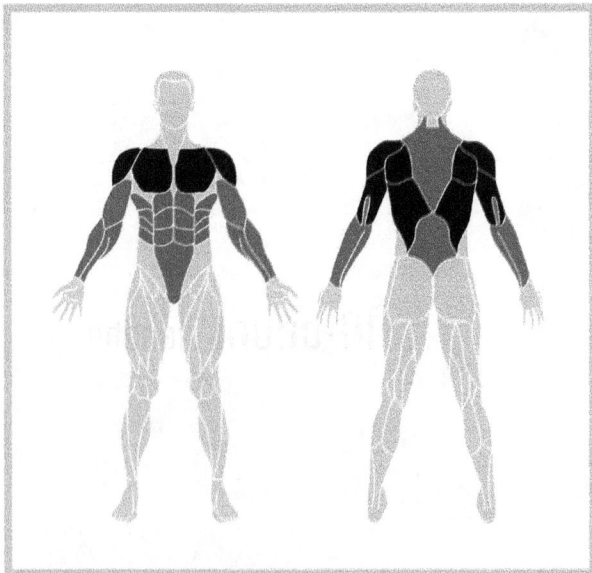

# DOS
## fait maison

DAREBEE ENTRAÎNEMENT
© darebee.com
NIVEAU I 3 séries
NIVEAU II 5 séries
NIVEAU III 7 séries
REPOS jusqu'à 2 minutes

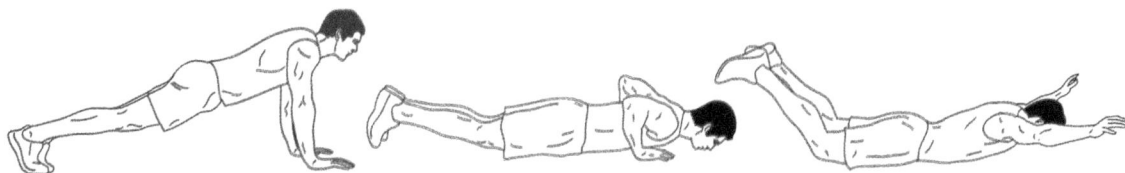

**5** pompes "diver"

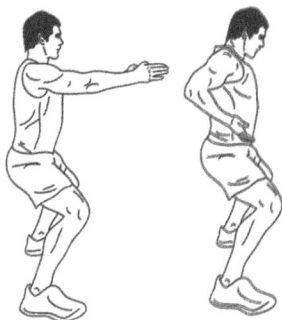

**10** pas chassés en mi-squat

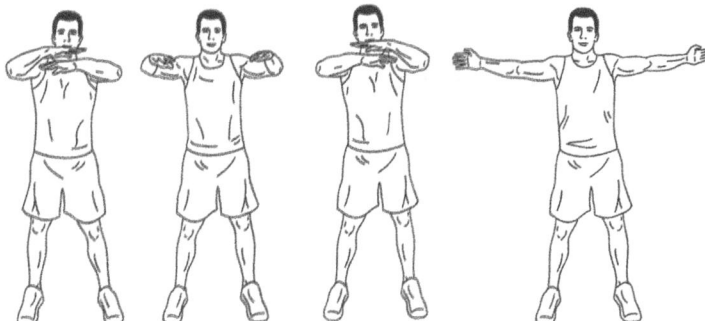

**10** mouvements "bras écartés"

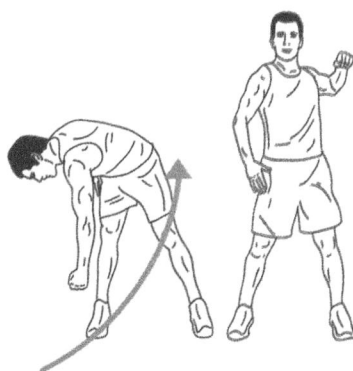

**10** mouvements "la tondeuse"

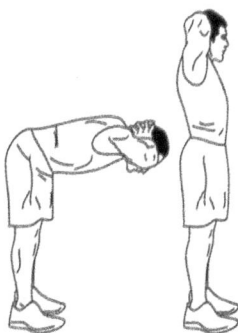

**10** flexions du buste en avant

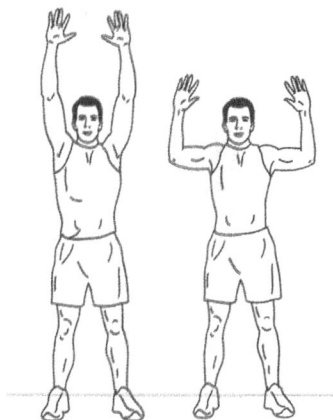

**10** glissements contre un mur

## 60  Sauteur

Des jambes solides jouent un rôle central pour libérer la puissance du haut du corps.C'est un entraînement pour ceux qui veulent vraiment avoir des jambes «de fer».
*Conseil*: pour des gains maximums, gardez votre corps droit et centré sur vos pieds pendant tous les exercices de saut.

**Objectif : Brûle-Graisse**

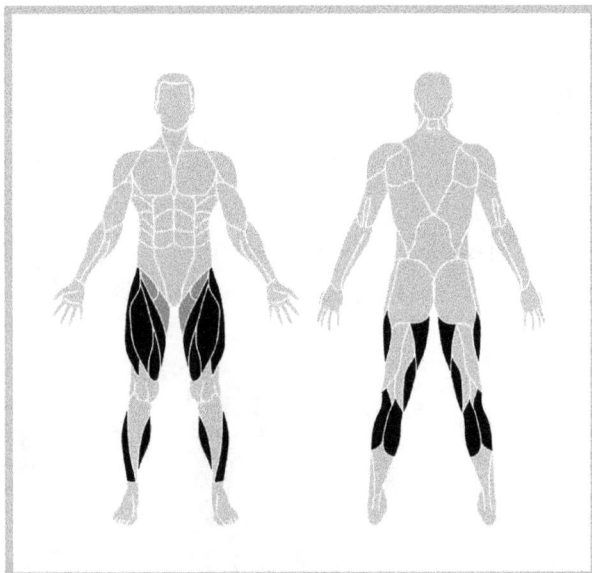

# SAUTEUR

ENTRAÎNEMENT PAR DAREBEE © darebee.com

**NIVEAU I** 3 séries **NIVEAU II** 5 séries **NIVEAU III** 7 séries **REPOS** jusqu'à 2 min

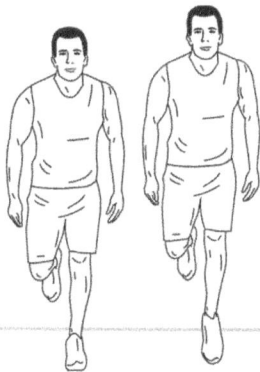

**10** sauts sur un pied

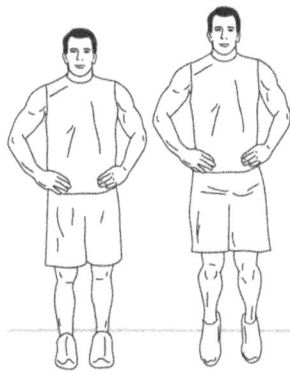

**10** sauts sur
deux pieds

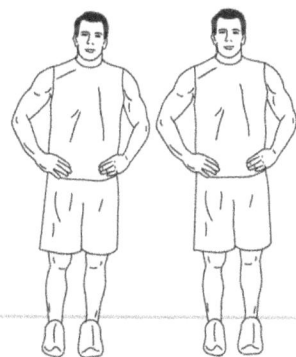

**10** sauts de côté
sur deux pieds

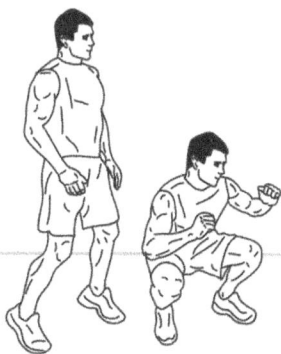

**10combos** double saut
+ squat

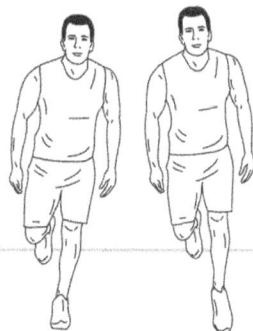

**10** sauts de côté
pieds alternés

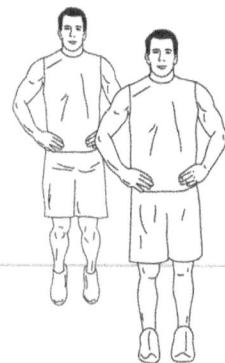

**10** sauts arrière-avant
sur deux pieds

## 61 Chasseresse

Dans la mythologie grecque antique, Diana était la déesse de la chasse et elle était suffisamment en forme pour courir avec ses chiens et abattre des cerfs. L'entraînement *Chasseresse* ne vous placera peut-être pas tout à fait dans la même ligue, mais vous remarquerez certainement un changement si vous le poursuivez pendant un moment. C'est un défi pour tout le corps qui repousse également les limites de vos systèmes circulatoire et respiratoire.

**Objectif : Brûle-Graisse**

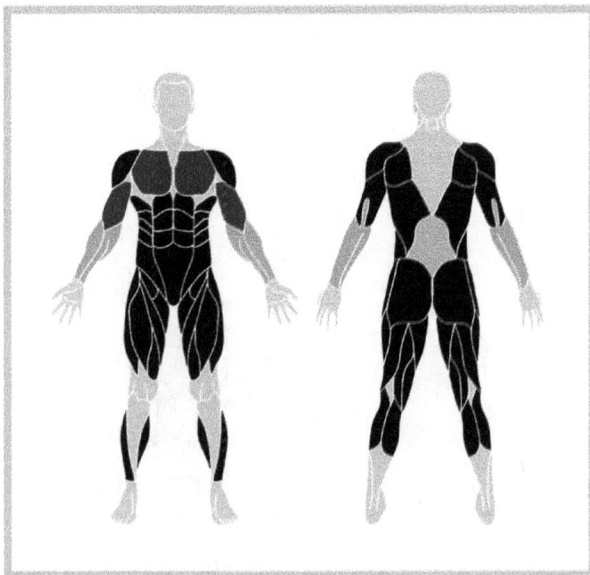

# CHASSERESSE

ENTRAÎNEMENT PAR DAREBEE © darebee.com

**NIVEAU I** 3 séries **NIVEAU II** 5 séries **NIVEAU III** 7 séries **REPOS** jusqu'à 2 min

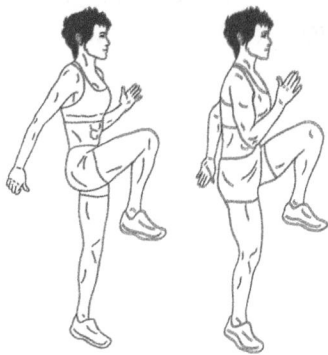

**20** levées de genoux

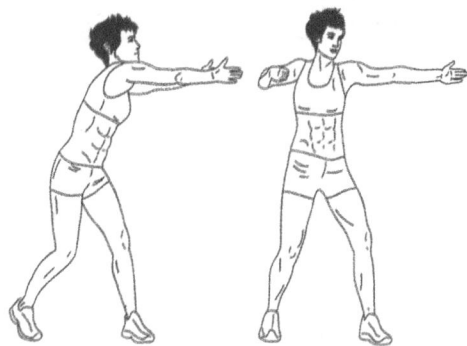

**20** archers

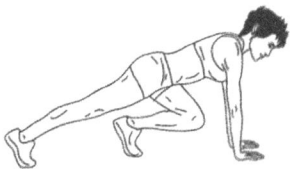

**10** grimpeurs

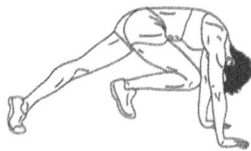

**10** coups de pied en arrière

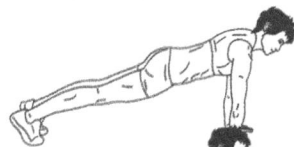

**10** planches vers fentes

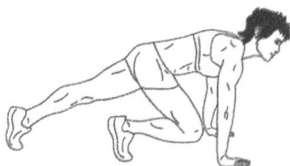

**10** levées de jambes

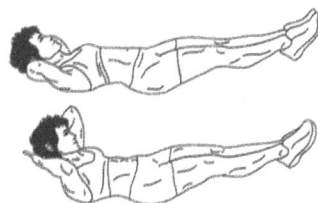

**10** crunchs avec jambes levées

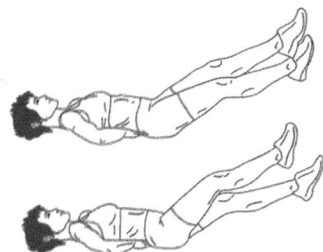

**10** ciseaux

## 62 Infinité

Bien que vous ne puissiez jamais, jamais aller au-delà de l'infini, vous pourrez ressentir le voyage en mettant votre corps à l'épreuve. L'entraînement *Infinité* est conçu pour vous aider à libérer votre corps tout en renforçant tous les muscles dont vous avez besoin pour favoriser la fluidité de vos mouvements.

**Objectif : Brûle-Graisse**

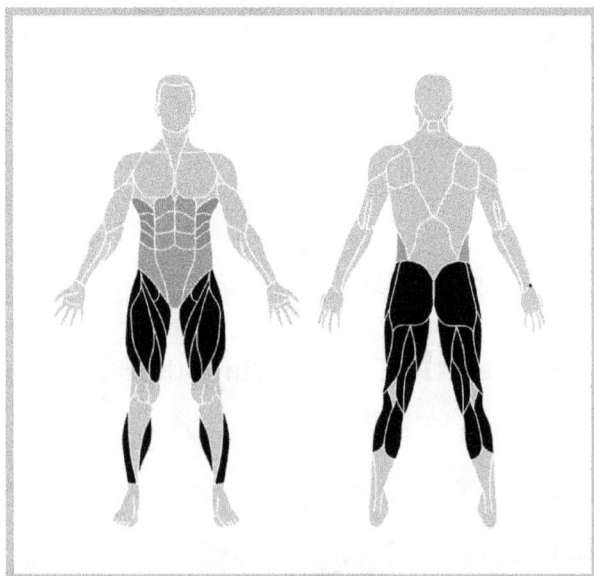

# INFINITÉ

ENTRAÎNEMENT PAR DAREBEE © darebee.com

**NIVEAU I** 3 séries **NIVEAU II** 5 séries **NIVEAU III** 7 séries **REPOS** jusqu'à 2 min

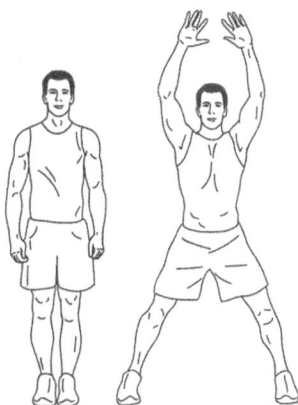

**10** jumping jacks

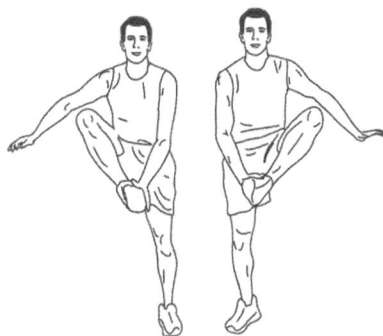

**10** sauts toucher-pied

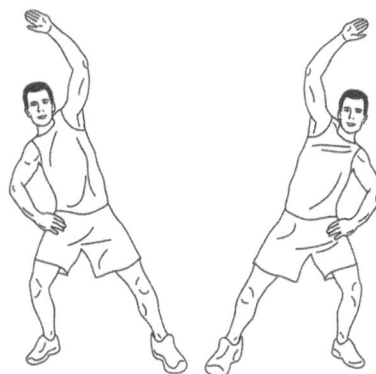

**4** flexions du buste de côté

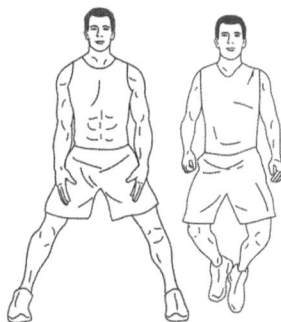

**4** sauts en frappant les talons

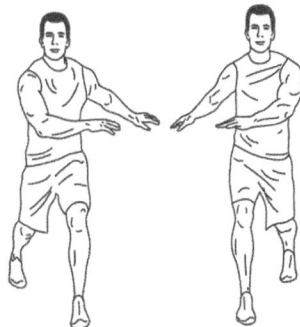

**10** sauts avec torsions du buste

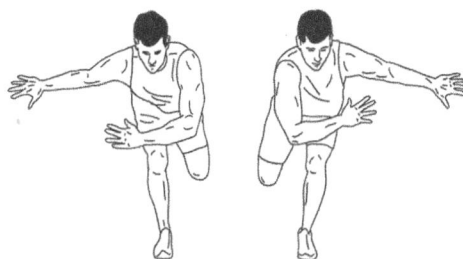

**4** sauts de côté

## 63 Lierre

Un corps ne devient pas fort et souple sans travail. Il lui faut un travail soutenu qui cible de nombreux groupes musculaires pour obtenir le genre de résultats qui font tourner les têtes. Et l'entraînement *Lierre* est conçu pour faire travailler ensemble de nombreux groupes musculaires pour avoir des résultats plus rapides. Ce n'est pas le temps qui pose problème ici. L'efficacité est et les résultats parlent d'eux-mêmes. Il s'agit d'un entraînement qui vous demande simplement de développer puissance et force avec grâce.

**Objectif : Force & Tonification**

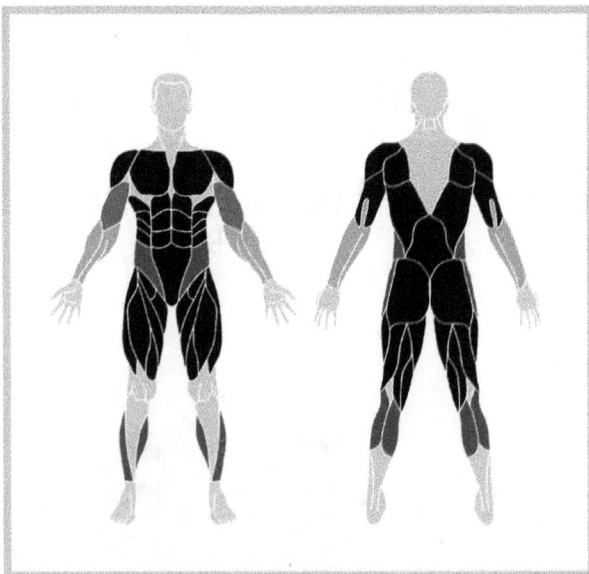

# LIERRE

ENTRAÎNEMENT PAR DAREBEE © darebee.com

**NIVEAU I** 3 séries **NIVEAU II** 5 séries **NIVEAU III** 7 séries **REPOS** jusqu'à 2 min

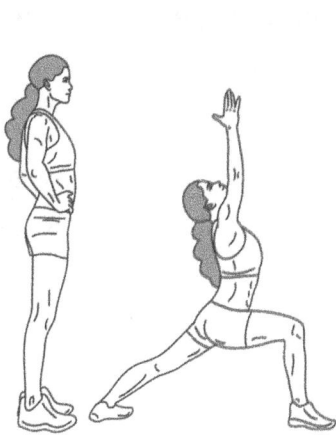

**10** fentes bras levés

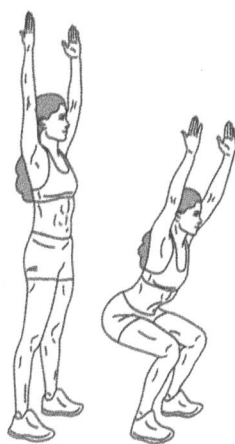

**5** squats bras levés

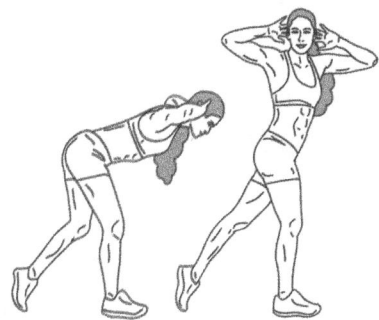

**10** torsions du buste

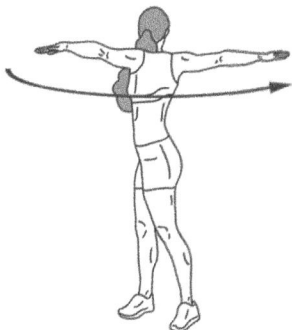

**10** rotations

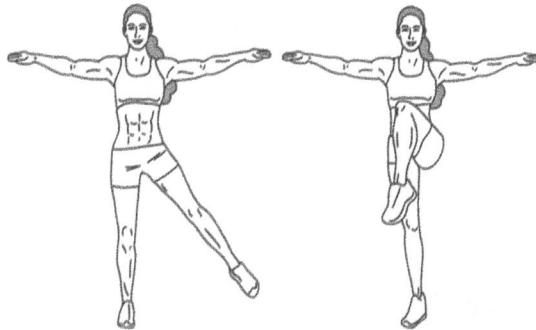

**10 combos** levée de jambe + levée de genou

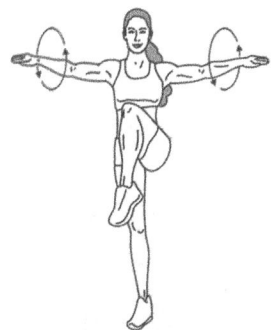

**10** rotations des bras

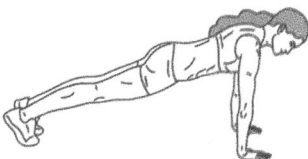

**10** flexions de jambe en planche

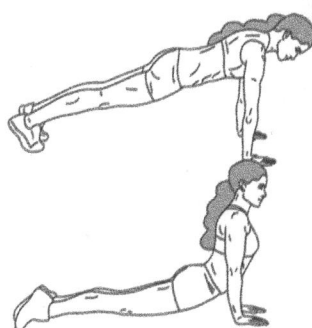

**5** postures "chien tête en haut"

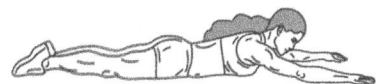

**5** étirements "superman"

# 64 Pyramide De Jack

Certains entraînements sont simplement conçus pour mettre l'accent sur le «travail». Sans travail, il ne peut y avoir de changement. Sans changement, il ne peut y avoir d'amélioration. Et il y aura une amélioration avec la séance d'entraînement *Pyramide de Jack*.

*Rendez les choses plus difficiles*: réduisez le temps de repos entre les séries à seulement 60 secondes, cela mettra au défi vos performances aérobies et vos temps de récupération musculaire.

## Objectif : Brûle-Graisse

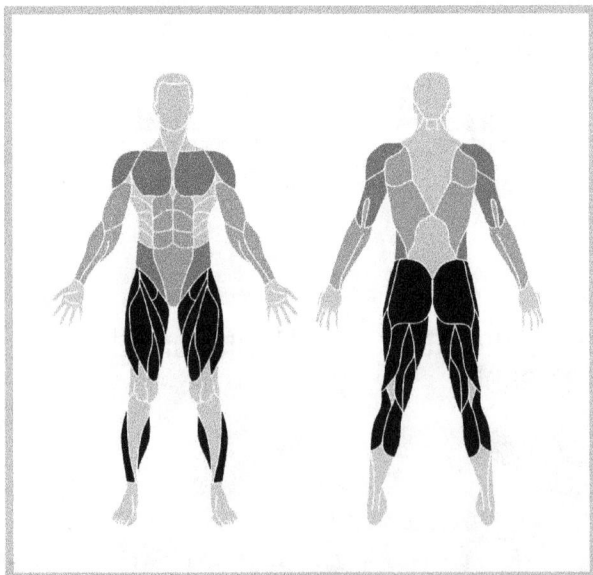

# PYRAMIDE DE JACK

ENTRAÎNEMENT PAR DAREBEE © darebee.com

**NIVEAU I** 3 séries **NIVEAU II** 5 séries **NIVEAU III** 7 séries **REPOS** jusqu'à 2 min

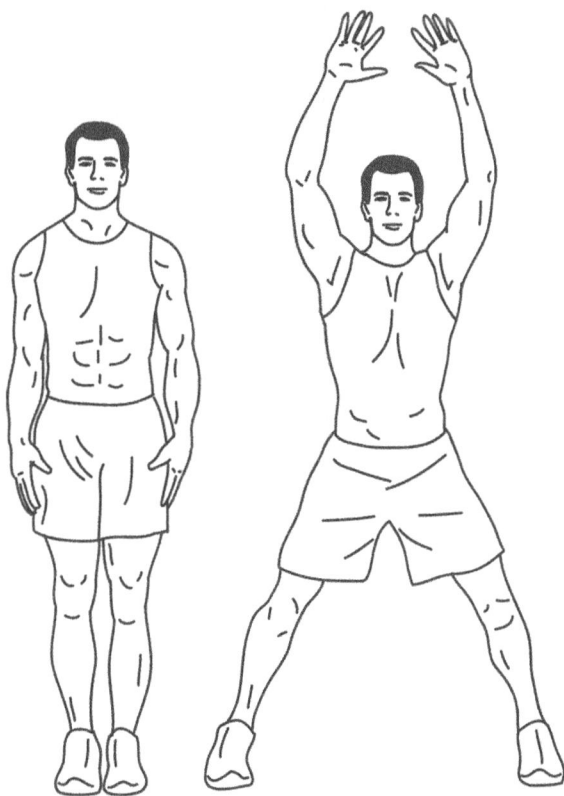

**10** jumping jacks

repos en comptant jusqu'à 10

**15** jumping jacks

repos en comptant jusqu'à 10

**20** jumping jacks

repos en comptant jusqu'à 10

**25** jumping jacks

repos en comptant jusqu'à 10

**20** jumping jacks

repos en comptant jusqu'à 10

**15** jumping jacks

repos en comptant jusqu'à 10

**10** jumping jacks

**ALTERNATIVE
À FAIBLE IMPACT
PAS DE CÔTÉ**

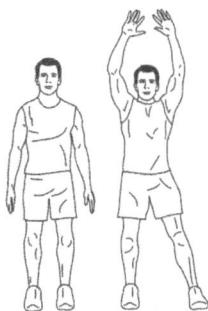

# Genoux En Bonne Forme

Les genoux subissent un martèlement avant même qu'une flèche ne les trouve. Parce que le genou est une articulation synoviale de type charnière, il présente un niveau de complexité inconnu dans les autres articulations. Le conditionnement des muscles environnants est essentiel pour assurer la stabilité des articulations et prévenir les blessures. Si vous avez eu la malchance d'avoir été blessé ici, les exercices contribueront à accélérer la rééducation de l'articulation du genou (tant que vous n'êtes pas à l'un des stades de la blessure qui nécessitent une intervention chirurgicale). Les exercices ici sont conçus pour aider à maintenir l'amplitude des mouvements dont une articulation du genou saine est capable. Ils peuvent également fonctionner comme des mesures préventives, prises pour éviter de subir des blessures au genou.

**Objectif : Étirement**

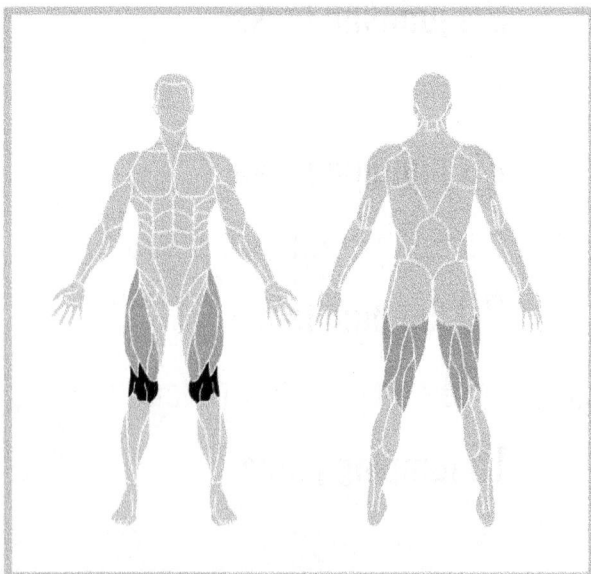

# GENOUX

## EN BONNE FORME

ENTRAÎNEMENT PAR DAREBEE © darebee.com

**NIVEAU I** 3 séries **NIVEAU II** 5 séries **NIVEAU III** 7 séries **REPOS** jusqu'à 2 min

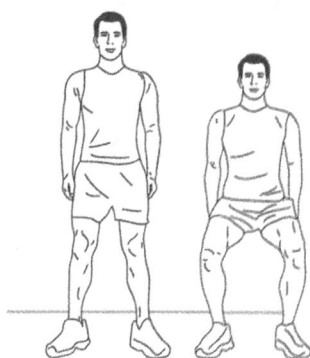

**10** mi-squat contre un mur

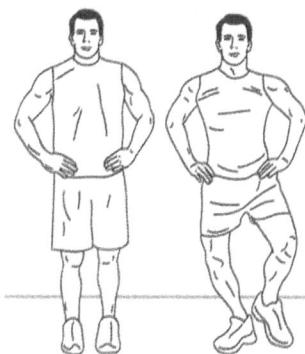

**10** flexions de jambe

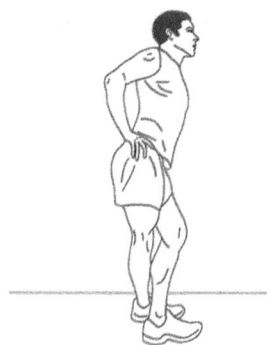

**30sec** torsions du buste

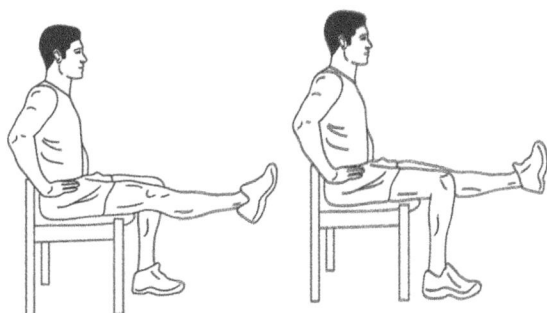

**10** levées de jambe

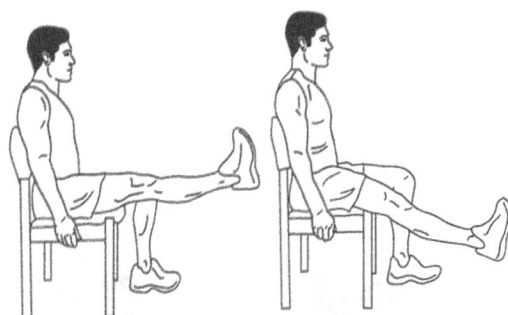

**20** battements de jambe

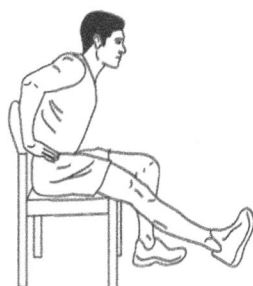

**30sec** étirement des jambes

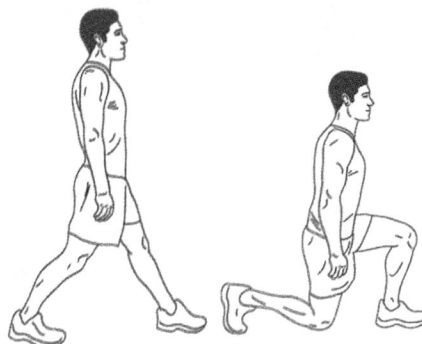

**10** squats sur place

## 66 Jambes Musclées

Les jambes sont ce que vous devez utiliser lorsque vous voulez courir (des zombies, des loups-garous et des vampires, par exemple) et elles sont également un peu utiles dans la vie de tous les jours car nous marchons encore pour nous rendre à certains endroits. C'est un entraînement pour vous aider à les rendre fortes et capables de performer à volonté.

**Objectif : Force & Tonification**

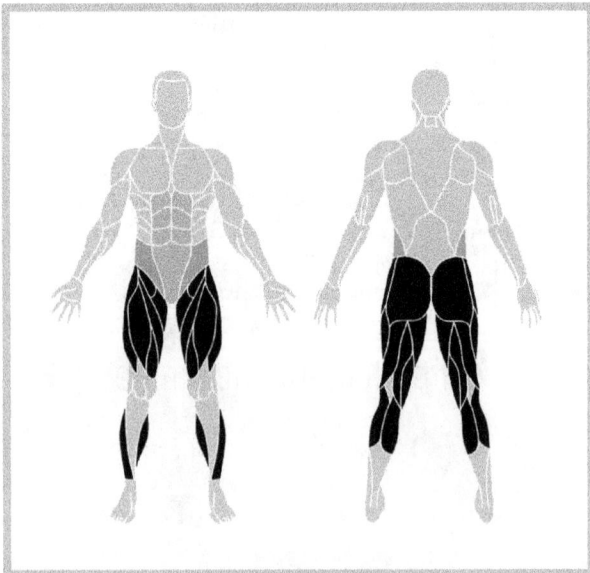

# JAMBES
# MUSCLÉES

ENTRAÎNEMENT PAR DAREBEE © darebee.com

**NIVEAU I** 3 séries **NIVEAU II** 4 séries **NIVEAU III** 5 séries **REPOS** jusqu'à 2 min

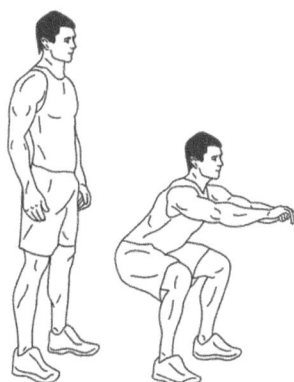

**10** squats

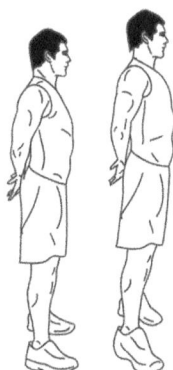

**10** talons montés

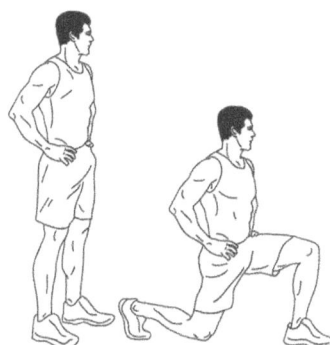

**10** fentes

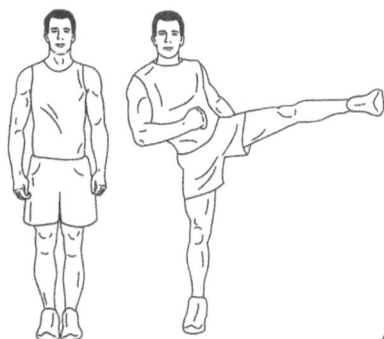

**20** levées de jambes sur le côté

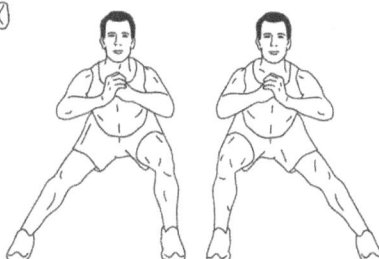

**10** fentes latérales

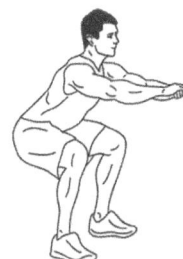

**10-count** squat maintenu

**10-count** = "en comptant jusqu'à 10"

## 67 Boucle

Si vous voulez avoir l'énergie du Lapin Energizer, cet entraînement va vous donner le bon type d'excitation. Chaque exercice se jette dans le suivant, donc vous vous entraînez sans arrêt à un rythme régulier jusqu'à ce que vous, eh bien… abandonnez ou que le temps accordé soit écoulé (selon la première éventualité).

*Conseil*: le rythme est la clé ici. Si vous commencez trop vite, vous vous épuiserez avant la fin du temps permis. Si vous allez trop lentement, vous vous retrouverez avec plus de carburant dans le réservoir que vous n'en avez vraiment besoin. Trouvez donc le rythme que vous pensez pouvoir maintenir et ignorez brûlure musculaire. C'est bon pour vous.

**Objectif : Force & Tonification**

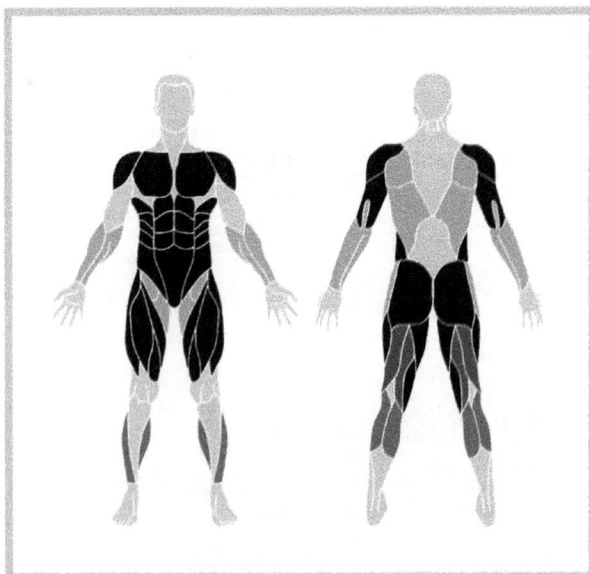

# BOUCLE

ENTRAÎNEMENT PAR DAREBEE © darebee.com

Réglez le minuteur à 10 minutes, répétez le circuit
jusqu'à ce que le temps soit écoulé

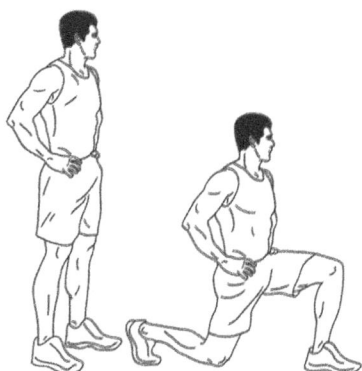

**10** fentes

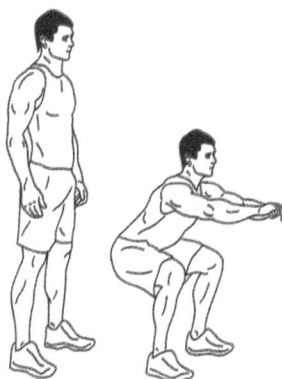

**10** squats

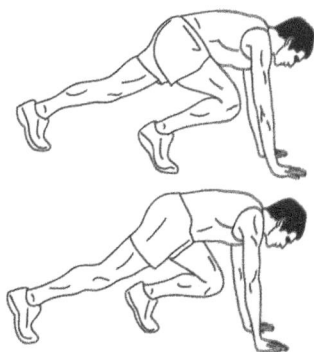

**10** grimpeurs

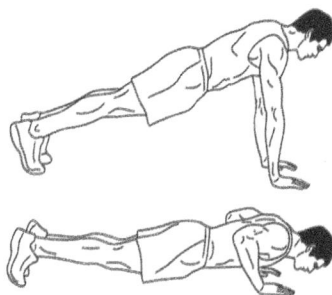

**2** pompes

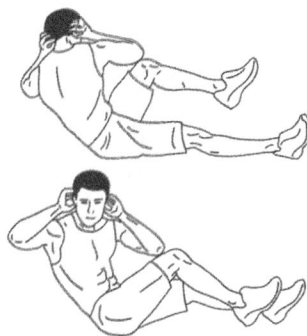

**10** crunchs genou-au-coude

## 68 Bas du Dos

*Instructions*: Répétez chaque mouvement l'un après l'autre sans repos entre les deux jusqu'à ce que la série soit terminé, reposez-vous jusqu'à 2 minutes et répétez la série complète encore, 3 fois au total. Maintenez la position pendant une respiration profonde et revenez à la position de départ. Répétez chaque mouvement sans repos entre les deux jusqu'à ce que la série soit terminée.

**Objectif : Étirement**

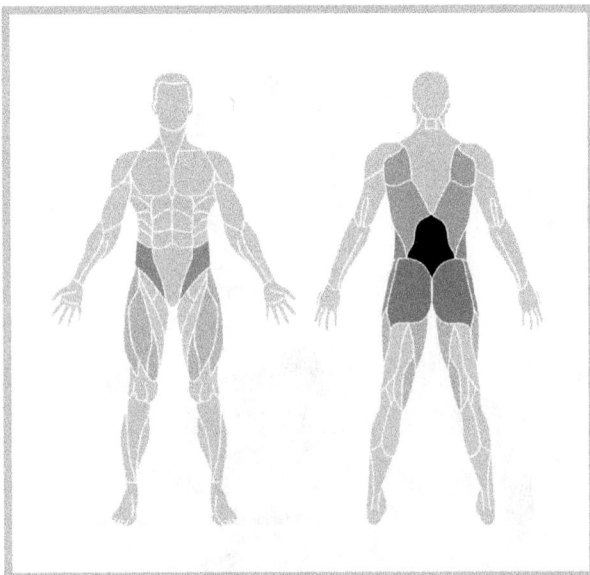

# BAS DU DOS

RÉCUPÉRATION PAR DAREBEE © darebee.com

**3 séries** | 2 minutes de repos

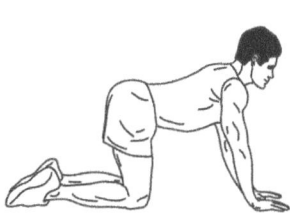

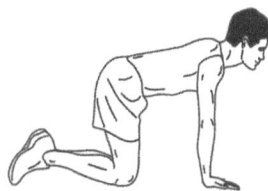

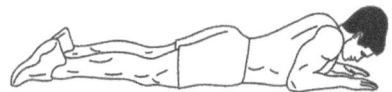

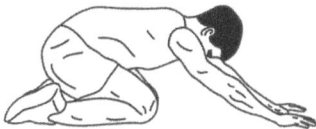

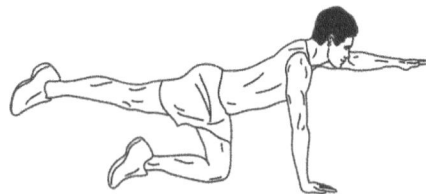

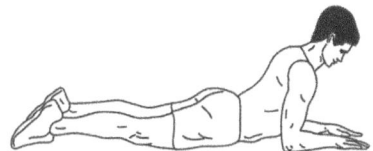

**5** étirement dorso-lombaire

**10** levées de bras et jambe opposés

**5** étirement du dos

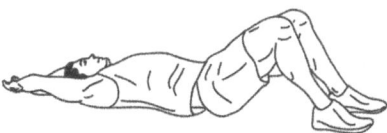

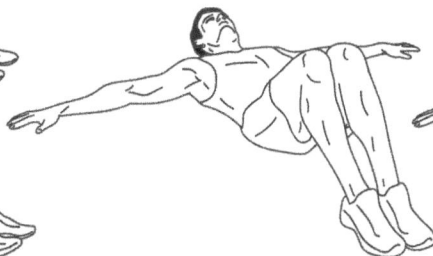

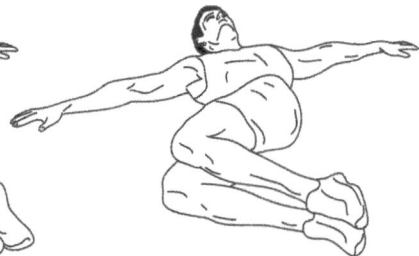

**10** soulevée du bassin

**10** étirement du carré des lombes

## 69 Vas-Y, Fais-Moi Plaisir !

Si vous voulez vous déplacer rapidement, changer de direction vite, vous battre avec une efficacité dévastatrice, vous devez soit vous déplacer sur une planète avec une gravité plus faible, soit réduire la masse de votre corps, vous rendant ainsi plus léger. C'est exactement ce que fait l'entraînement *Vas-Y, Fais-Moi Plaisir!* en vous faisant vous sentir plus léger. Des exercices successifs projettent votre poids contre la gravité et vous finissez par avoir le souffle coupé. Cela ne convient pas aux débutants. Là encore, si vous avez lu jusqu'ici, vous n'êtes probablement pas un débutant.

### Objectif : Brûle-Graisse

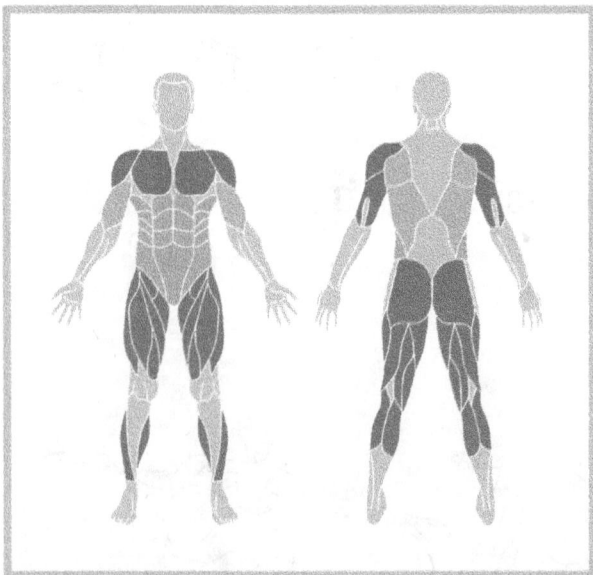

# VAS-Y, ALLEZ !
# FAIS-MOI PLAISIR !

**DAREBEE ENTRAÎNEMENT**
© darebee.com
**NIVEAU I** 3 séries
**NIVEAU II** 5 séries
**NIVEAU III** 7 séries
**REPOS** jusqu'à 2 minutes

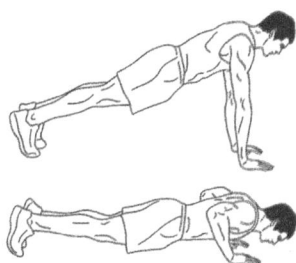

**2** pompes

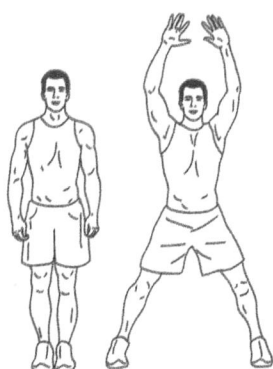

**10** jumping jacks

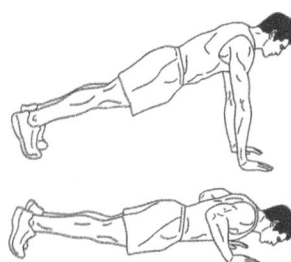

**2** pompes

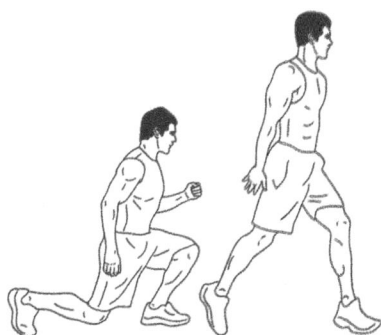

**10** fentes sautées

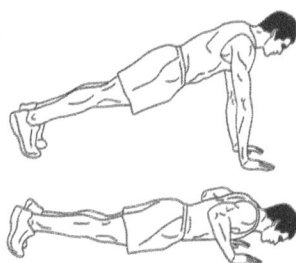

**2** pompes

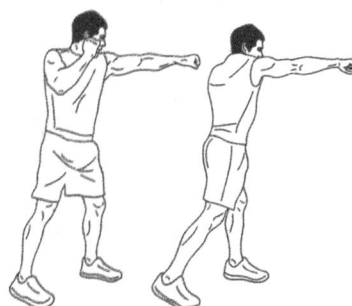

**10** coups de poing

## 70 Explosion

Conçu pour vous aider à attaquer les collines et à gravir les montagnes, cet entraînement est pour ceux qui cherchent à libérer toute la puissance de leur bas du corps.

*Conseil*: La force nécessite de la répétition et de traverser toute la série. Quelle que soit la vitesse et la brûlure musculaire, allez à fond.

**Objectif : Brûle-Graisse, HIIT**

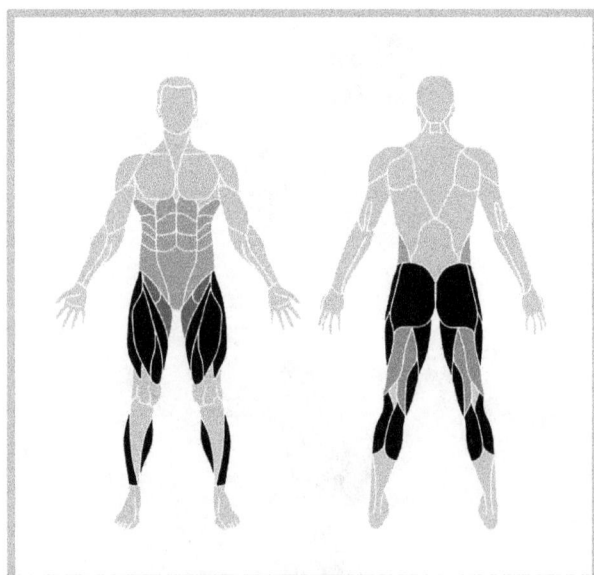

# EXPLOSION

DAREBEE HIIT ENTRAÎNEMENT © darebee.com

**NIVEAU I** 3 séries **NIVEAU II** 5 séries **NIVEAU III** 7 séries **REPOS** jusqu'à 2 min

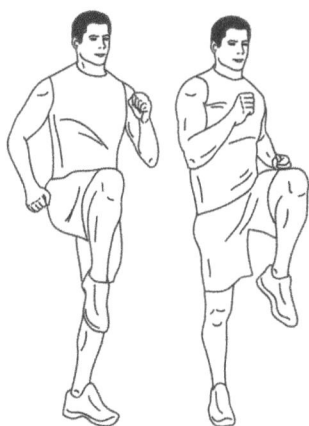

**15sec** levées de genoux

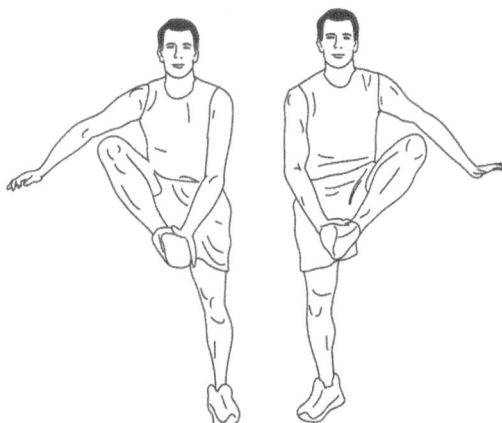

**15sec** sauts toucher-pieds

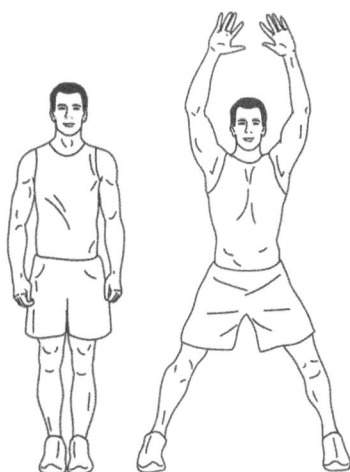

**15sec** jumping jacks

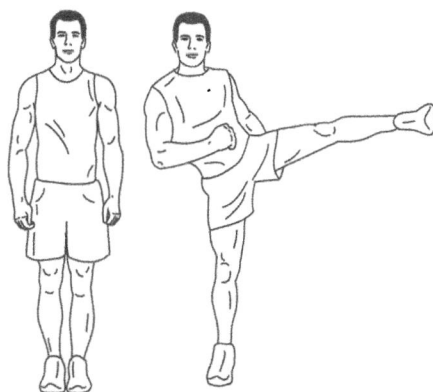

**15sec** levées de jambes
sur le côté

## 71 Maître Pack

Lorsque vous parlez du six-pack, vous parlez en fait de plusieurs groupes musculaires. Les abdominaux sont constitués de quatre groupes musculaires distincts: le muscle transverse de l'abdomen (également appelé core), les obliques abdominaux externes, les obliques abdominaux internes, le muscle droit de l'abdomen (qui est également facilement divisé en abdominaux supérieurs et inférieurs). L'entraînement *Maître Pack* s'occupe de tous.

**Objectif : Abdos**

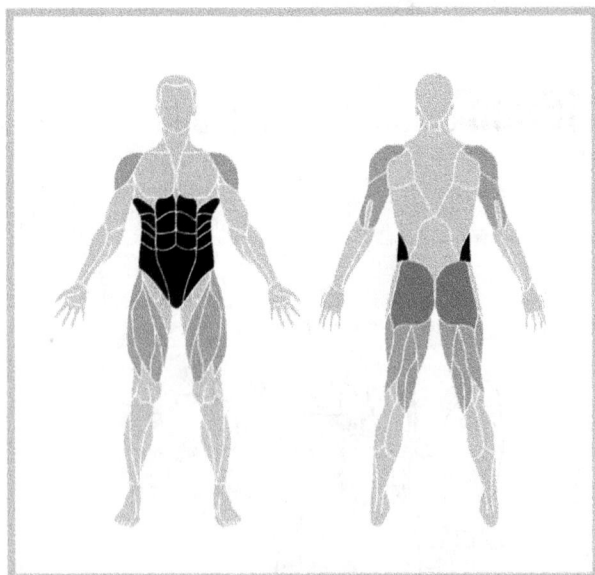

# MAÎTRE PACK

ENTRAÎNEMENT PAR DAREBEE © darebee.com

**NIVEAU I** 3 séries **NIVEAU II** 4 séries **NIVEAU III** 5 séries **REPOS** jusqu'à 2 min

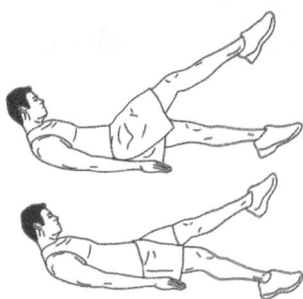

**10** battements de jambes

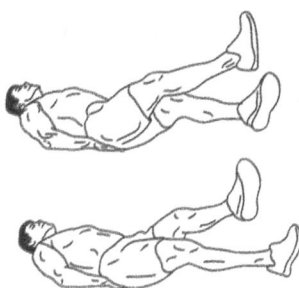

**4** ciseaux

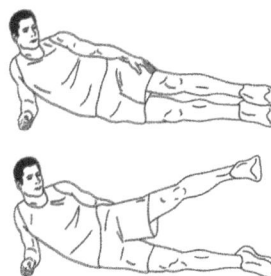

**20** levées de jambes sur le côté

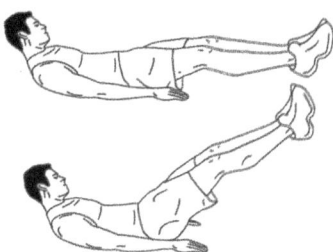

**10** levées de jambes

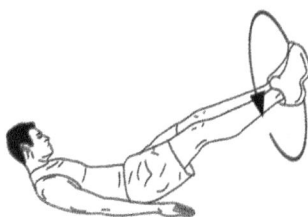

**4** cercles jambes levées

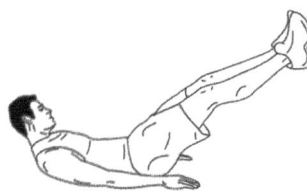

**10-count** levée de jambes maintenue

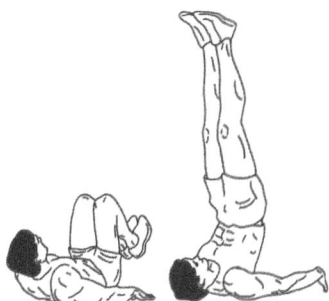

**10** abdo butt-ups

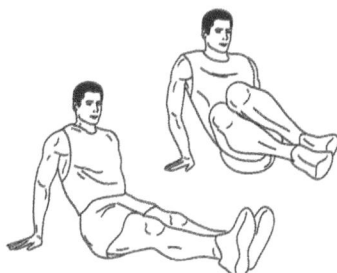

**4** rotations des jambes

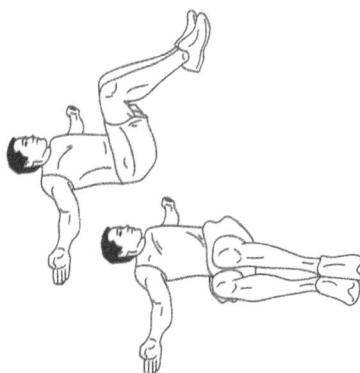

**10** torsions du bassin

**10-count** = "en comptant jusqu'à 10"

## 72 Maximus

Soyez prêt à commander les Légions du Nord en vous préparant à l'entraînement *Maximus*. Non seulement votre corps et votre esprit se sentiront prêts pour le combat, mais si vous vous trouviez dans un champ de poussière, avec la foule autour de vous, un gladius dans la main, ne vous inquiétez pas, car vous êtes maintenant un Gladiateur.

**Objectif : Force & Tonification**

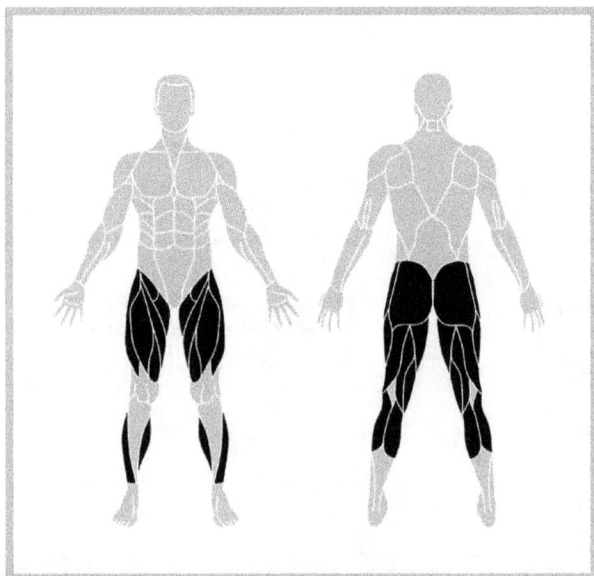

# Maximus

ENTRAÎNEMENT PAR DAREBEE © darebee.com

**NIVEAU I** 3 séries **NIVEAU II** 4 séries **NIVEAU III** 5 séries **REPOS** jusqu'à 2 min

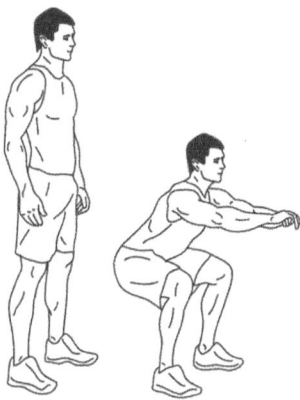

**10** squats

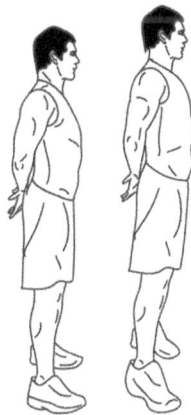

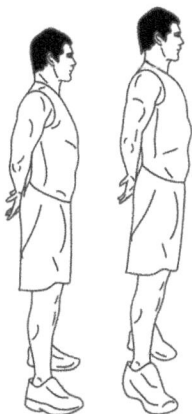

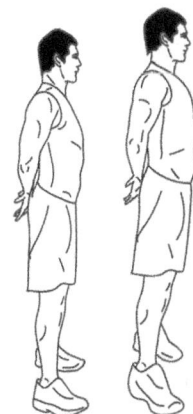

**5** talons levés

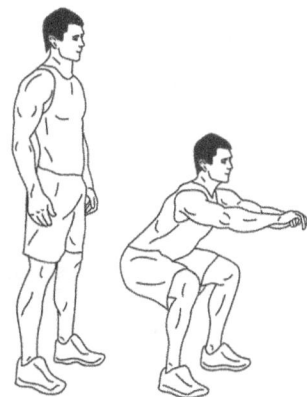

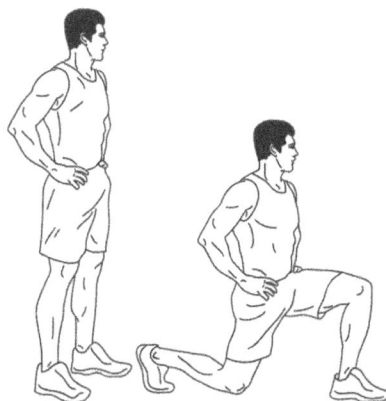

**10** squats

**5** talons levés

**10** fentes

**5** talons levés

# 73  Soirée Cinéma

Vous connaissez ce sentiment quand tout ce que vous voulez faire est de rester à la maison en train de regarder quelque chose à la télévision? Le monde extérieur a cessé d'exister, mais cela ne veut pas dire que votre désir de remise en forme doit cesser, plutôt le contraire, en fait. Voici une chance de transformer ce canapé en votre terrain de jeu en faisant du film de nuit votre aide à la mise en forme. Si vous voulez avoir votre gâteau et le manger, c'est le moyen idéal pour commencer. Alors faites-vous plaisir, regardez ce film et détendez-vous à la maison et n'oubliez pas de faire en sorte que vos reps soient comptées.

*Conseil*: Il s'agit d'un excellent entraînement discret pour renforcer les tendons. Si vous voulez vraiment vous tester, réduisez le temps de repos entre les séries à 30 secondes et préparez-vous à ressentir de graves brûlures dans vos tendons.

**Objectif : Brûle-Graisse**

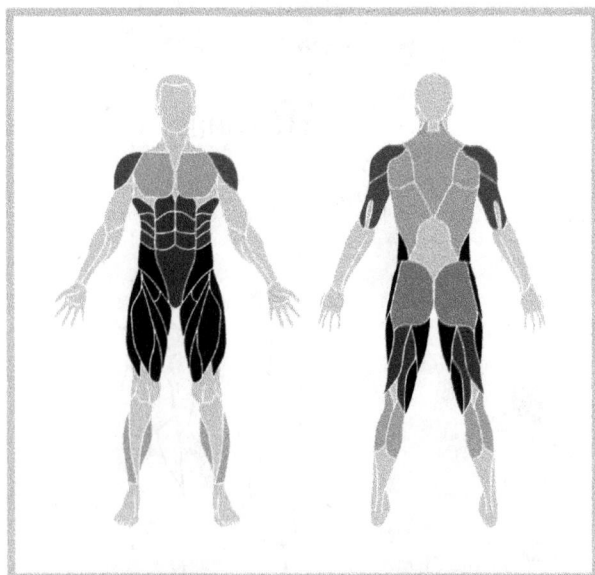

# SOIRÉE
# CINÉMA

ENTRAÎNEMENT PAR DREBEE © darebee.com

Répétez 3 fois ou chaque 20 minutes pendant la durée du film

Repos jusqu'à 2 minutes entre les séries

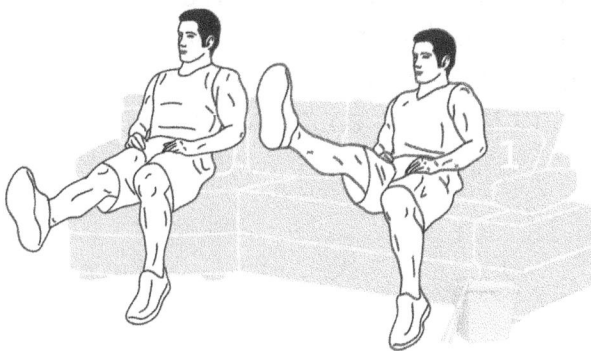

**10** balançoires de jambe

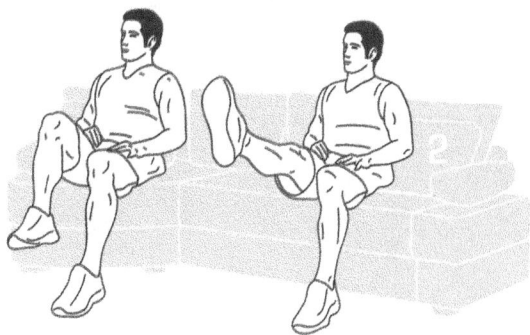

**10** coups de pied

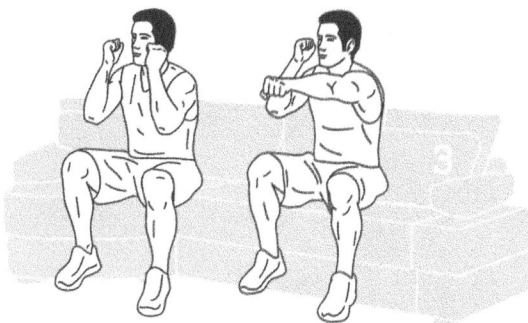

**20** coups de poing devant

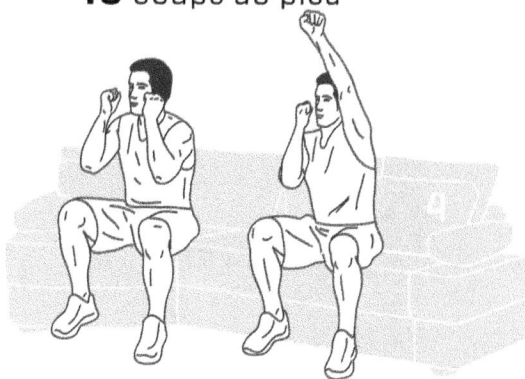

**20** coups de poing vers le haut

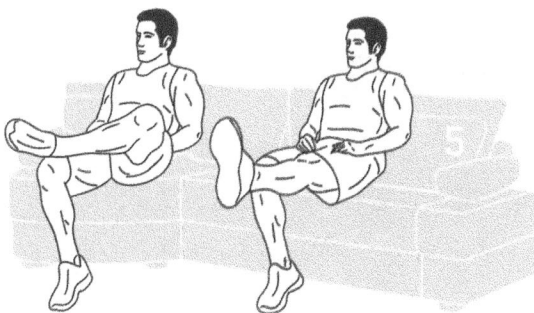

**10** levées de jambe

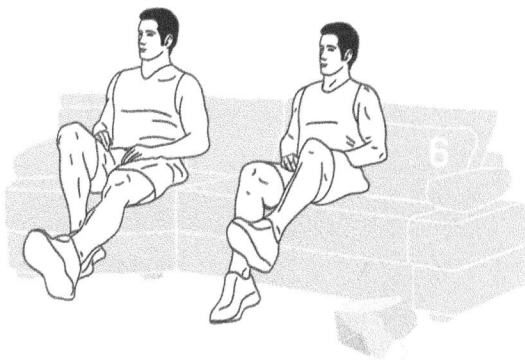

**10** air bike crunchs

## 74 Cou Sans Douleur

La douleur au cou est l'une des plaintes les plus courantes de notre société numérique. Le temps passé devant des écrans ou à regarder nos appareils, une concentration insuffisante sur les muscles du cou lors de nos entraînements et trop peu de temps à consacrer à ce groupe musculaire en général contribuent à des plaintes fréquentes. L'entraînement de soulagement de la douleur au cou et de la tension remédie à tous ces problèmes. Il peut être pratiqué comme échauffement, avant l'effort ou comme moyen de soulager totalement le stress en fin de journée.

**Objectif : Étirement**

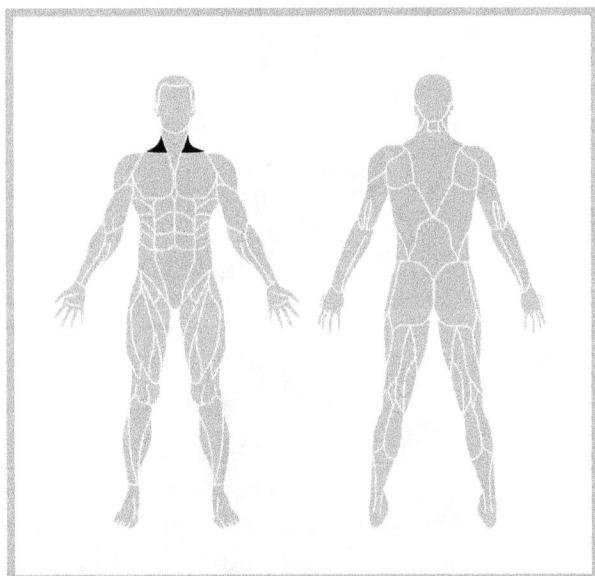

# COU
## SANS DOULEUR

ENTRAÎNEMENT PAR DAREBEE
© darebee.com
3 séries / 2 minutes de repos

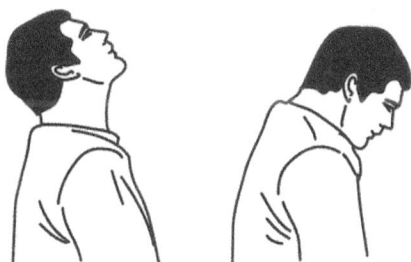

**10** inclinaisons avant/arrière

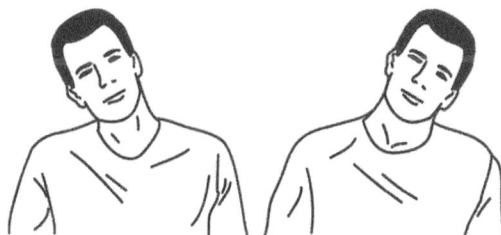

**10** flexions de côté

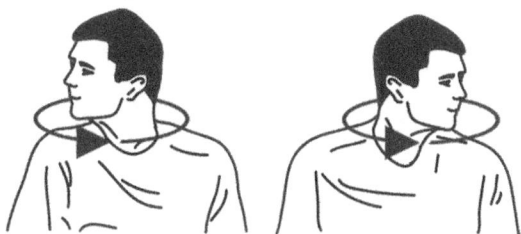

**10** rotations du cou

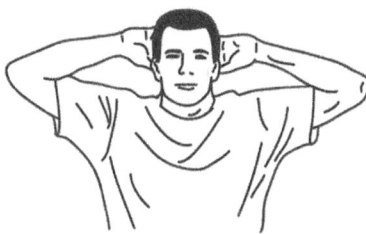

**10-count** pression

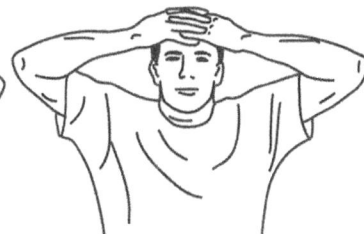

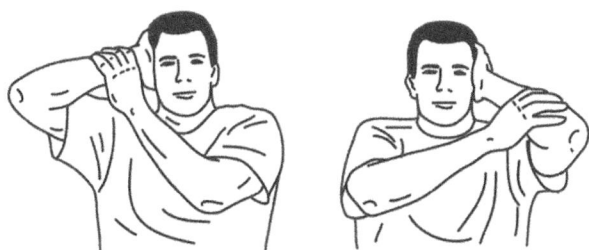

**10-count** pression

**10-count** pressions alternée

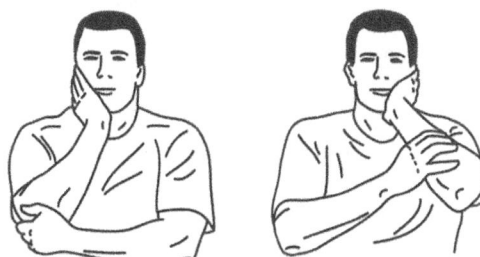

**10-count** pression alternée

**10-count** = "en comptant jusqu'à 10"

## 75 Ninja

Les ninjas, assassins légendaires de la nuit, possédaient une grande force et agilité du bas du corps. Il s'agit d'un entraînement qui vise les groupes musculaires qui vous donnent ces deux qualités.

*Conseil*: Lorsque vous effectuez des levées latérales de jambe, penchez-vous vers la jambe que vous soulevez plutôt que de vous en éloigner. Cela augmente la tension sur vos abdominaux latéraux et favorise une plus grande force et stabilité du core.

**Objectif : Brûle-Graisse**

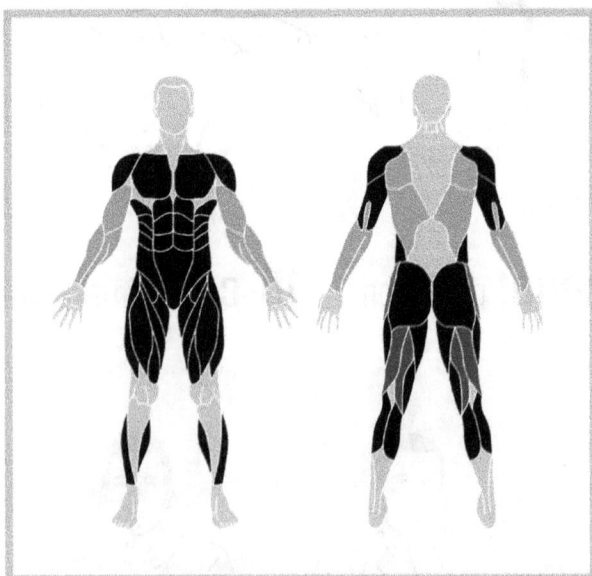

# NINJA

ENTRAÎNEMENT SILENCIEUX PAR DAREBEE © darebee.com

**NIVEAU I** 3 séries **NIVEAU II** 5 séries **NIVEAU III** 7 séries **REPOS** jusqu'à 2 min

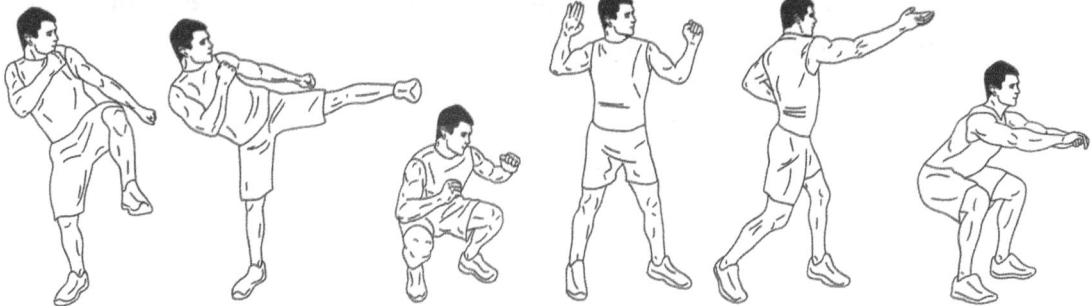

**20** coups de pied
sur le côté

**10combos** squat + « coup de couteau »

**10-count** squat
maintenu

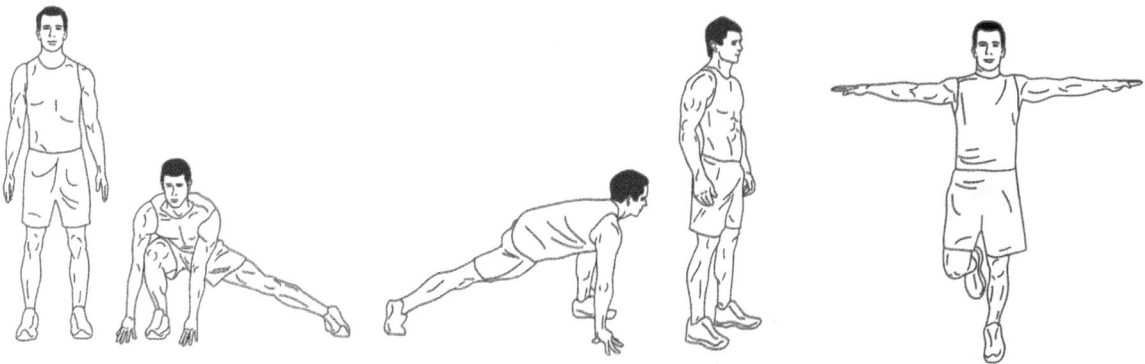

**10** fentes latérales

**10** fentes arrières

**20-count** grue

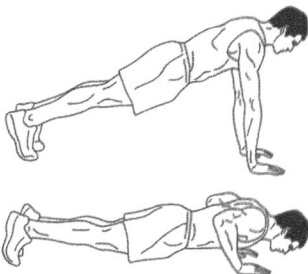

**10** pompes

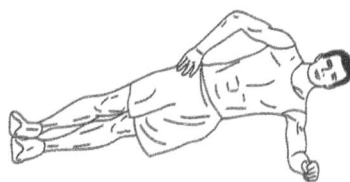

**20-count** planche latérale

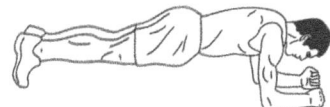

**20-count** planche
sur les avant-bras

**10-count** = "en comptant jusqu'à 10

## 76 Colère d'Odin

Valhalla est un endroit où les dieux ne se contentent pas de boire et de se délecter, mais aussi de s'entraîner et de se battre. L'entraînement *Colère d'Odin* est destiné à ceux qui sont prêts à se préparer à ce genre de «plaisir» en mettant leur corps au défi. Bon pour l'âme et probablement le plus proche pour vous sentir comme un dieu nordique.

*Rendez les choses plus difficiles*: sautez plus haut (minimum 30 cm du sol) lorsque vous effectuez des squats sautés

**Objectif : Brûle-Graisse**

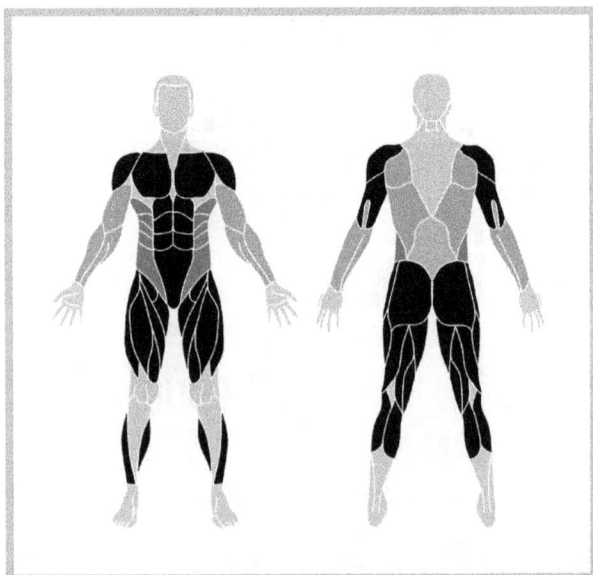

# COLÈRE D'ODIN

ENTRAÎNEMENT PAR DAREBEE © darebee.com

**NIVEAU I** 3 séries **NIVEAU II** 5 séries **NIVEAU III** 7 séries **REPOS** jusqu'à 2 min

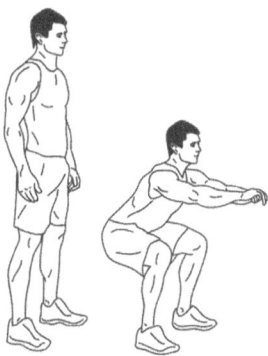

**10** squats

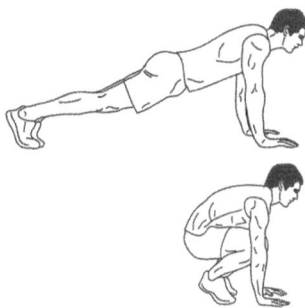

**2** sauts en planche

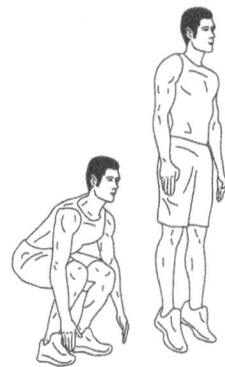

**2** squats sautés

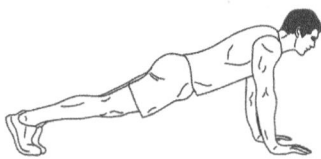

**10-count** planche

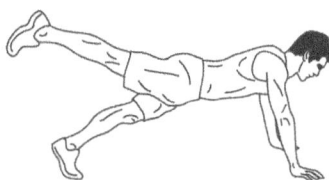

**10-count** planche jambe levée

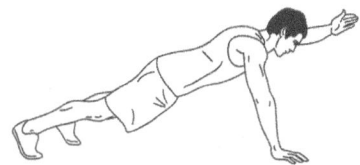

**10-count** planche bras levé

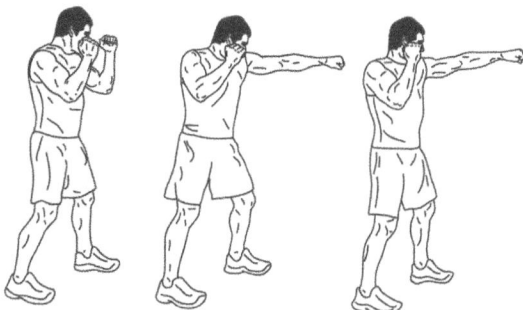

**20** coups de poing

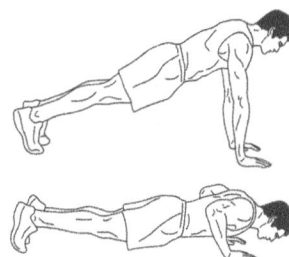

**10** pompes

**10-count** = "en comptant jusqu'à 10"

## 77 Bureau

Ce n'est pas parce que vous êtes au bureau que vous ne pouvez pas vous entraîner. C'est le genre de routine qui peut être effectué partout où vous avez un peu d'espace et une certaine intimité.

*Conseil*: rien de tout cela ne doit être fait rapidement. Vous êtes, après tout, au bureau. Mais faites-les de manière ciblée et ils vous aident à travailler chaque groupe musculaire de votre corps.

**Objectif : Force & Tonification**

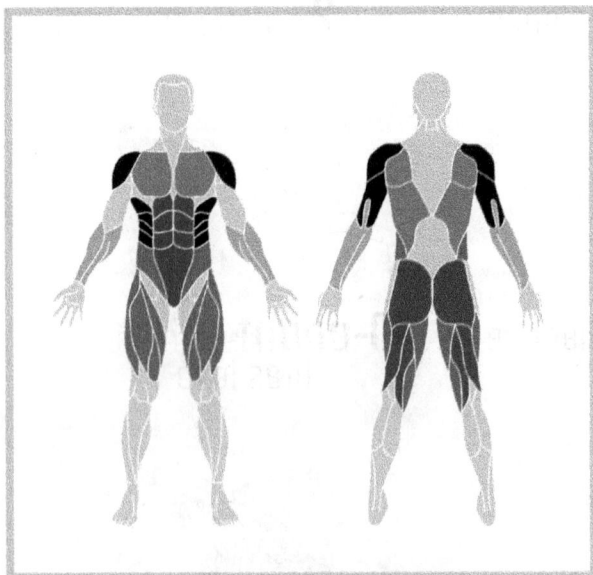

# BUREAU

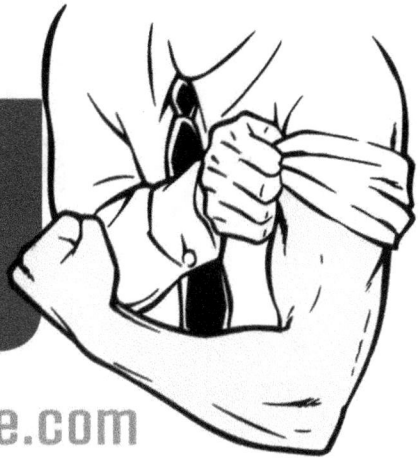

ENTRAÎNEMENT PAR DAREBEE © darebee.com

**NIVEAU I** 3 séries **NIVEAU II** 5 séries **NIVEAU III** 7 séries **REPOS** jusqu'à 2 min

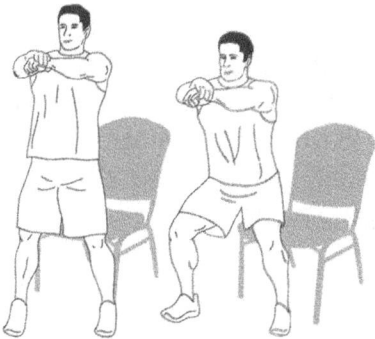

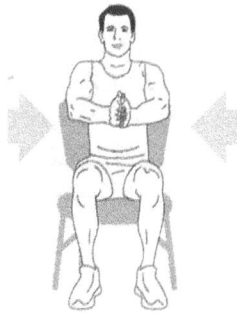

**10** squats     **10-count** mains serrées     **10** bras croisés

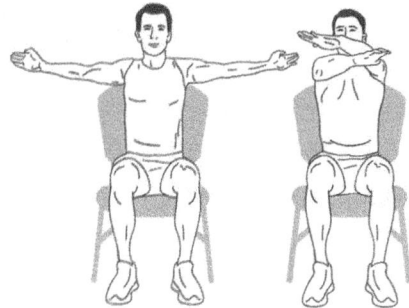

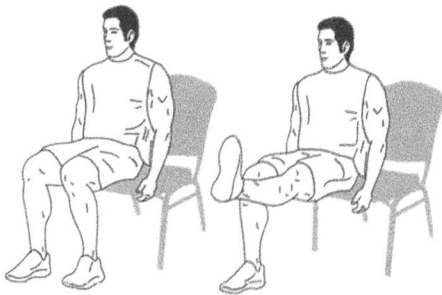

**10** levées de jambe       **10** levées du buste

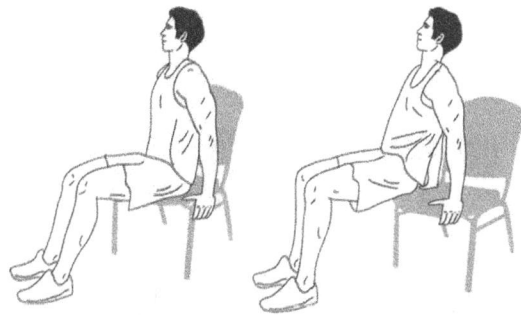

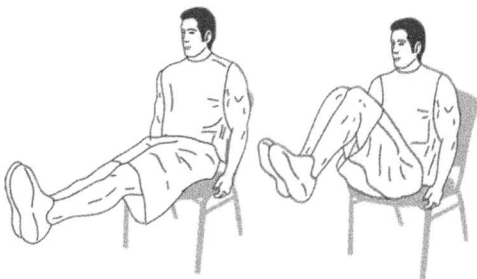

**10** flexions de jambes       **10** flexions latérales du buste

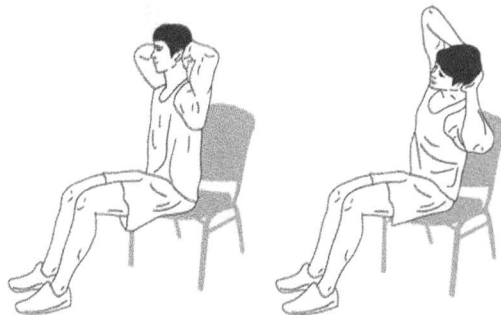

**10-count** = "en comptant jusqu'à 10"

## 78 Parkour

Votre corps est toujours le moyen par lequel vous exprimez votre philosophie personnelle. Cela n'est peut-être pas plus évident nulle part que lorsqu'il s'agit de Free Running ou de Parkour. Ici, l'esprit rencontre le corps — le monde physique dans le sens le plus pur du terme. Vous devez abandonner vos peurs, libérer votre esprit et embrasser votre environnement de manière vraiment libératrice.

Même si vous n'allez pas essayer cela sur le toit le plus proche, aller au parc suffit à changer la façon dont vous percevez le monde dans lequel vous vivez. Cela change totalement la relation que vous entretenez avec votre corps. Pour le lancer et le faire faire des choses folles, vous devez avoir une confiance totale en vos capacités physiques. Et la confiance commence ici et maintenant. Avec ça.

**Objectif : Force & Tonification**

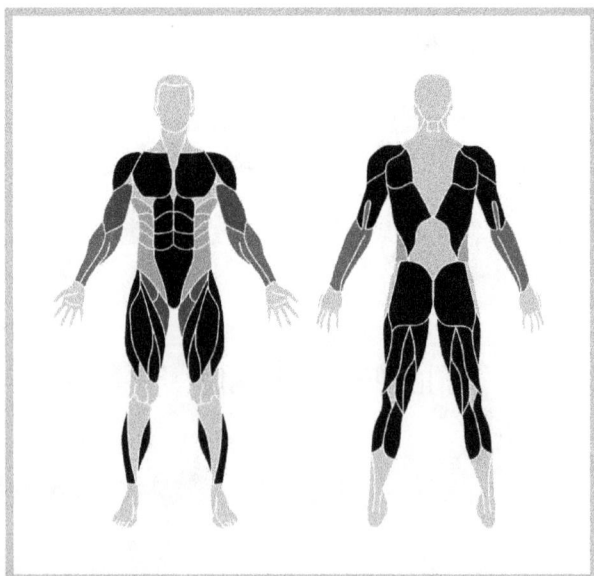

# PARKOUR

ENTRAÎNEMENT PAR DAREBEE © darebee.com

**NIVEAU I** 3 séries **NIVEAU II** 5 séries **NIVEAU III** 7 séries **REPOS** jusqu'à 2 min

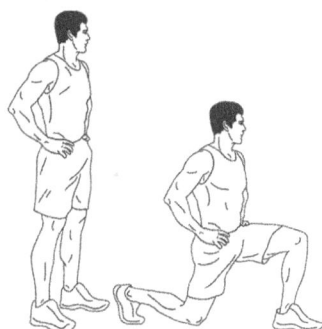

**10** fentes

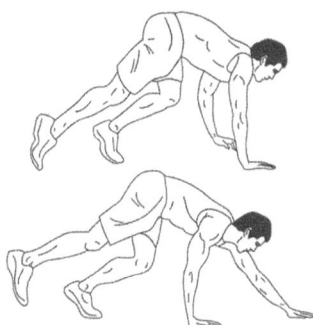

**10-count** marche de l'ours

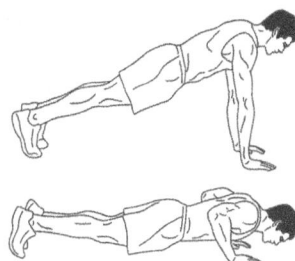

**10** pompes

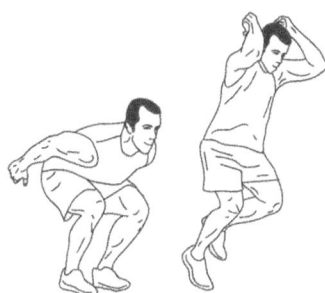

**10** sauts longs

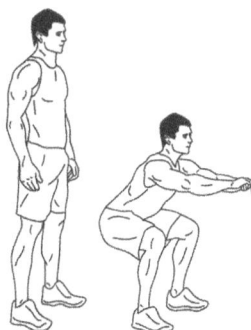

**10** squats

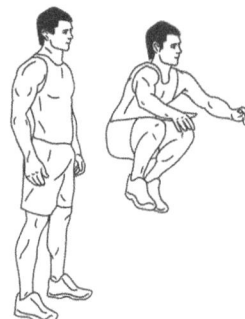

**4** sauts groupés

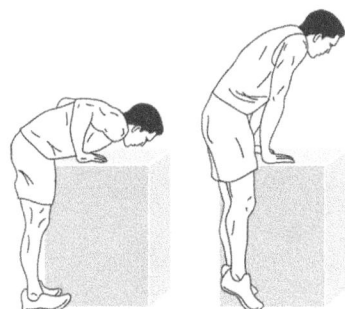

**10** soulèvements

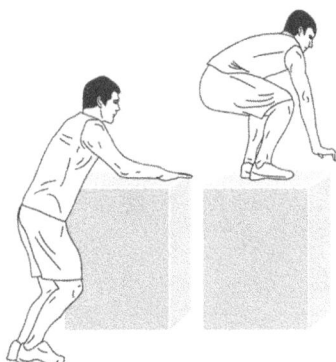

**4** sauts

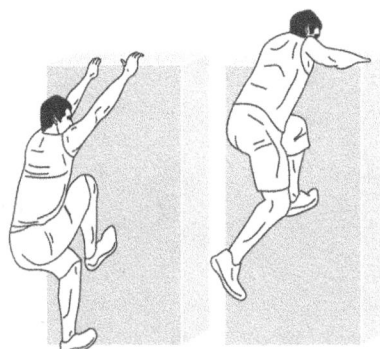

**4** "grimpeurs"

**10-count** = "en comptant jusqu'à 10"

## 79 Promenade Au Park

Une promenade dans le parc ne sera jamais meilleure pour vous que lorsque vous faites également de l'exercice avec votre bonne dose de soleil et d'air frais. L'entraînement *Promenade Au Park* est parfait pour combler de manière productive votre temps de repos estival, faire un peu de sueur et avoir l'impression de s'être échappé dans la nature, au moins pendant un certain temps. L'entraînement est léger, mais là encore vous marchez, c'est un parc et ce devrait être l'été, ou du moins une journée ensoleillée. Profitez-en !

*Rendez les choses plus difficiles*: allez plus vite. Essayez de battre votre propre temps pour chaque série. Soyez averti.

**Objectif : Brûle-Graisse**

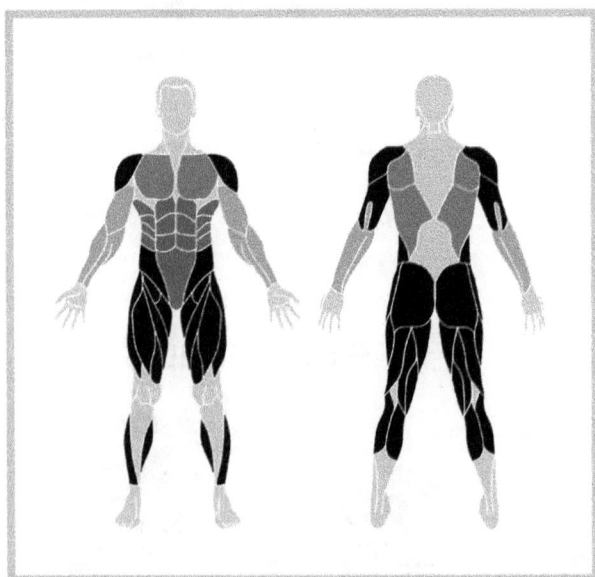

# promenade au Parc

ENTRAÎNEMENT PAR DAREBEE © darebee.com

**20 répétitions de chaque exercice / 5 séries au total**
**repos jusqu'à 2 minutes entre les séries**

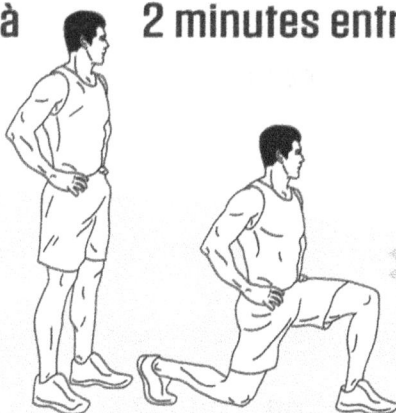

**6.** fentes

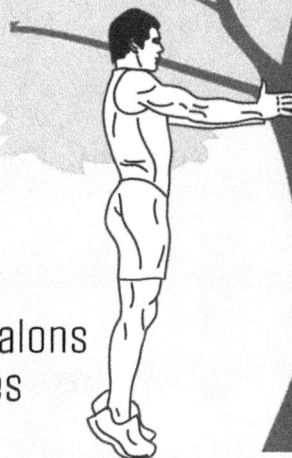

**5.** talons levés

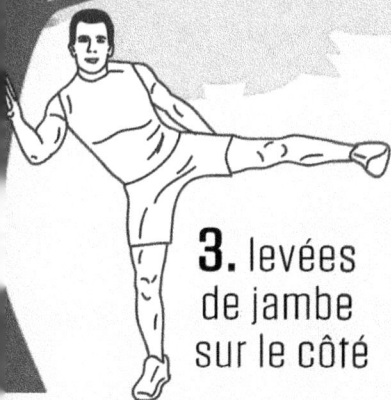

**3.** levées de jambe sur le côté

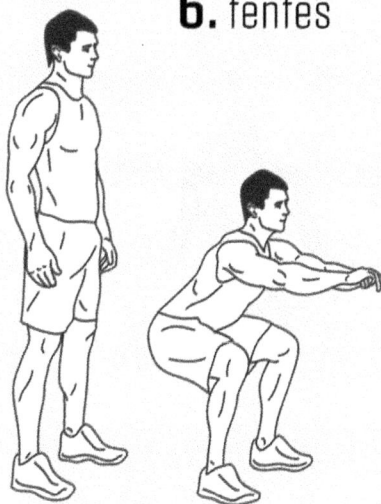

**4.** squats

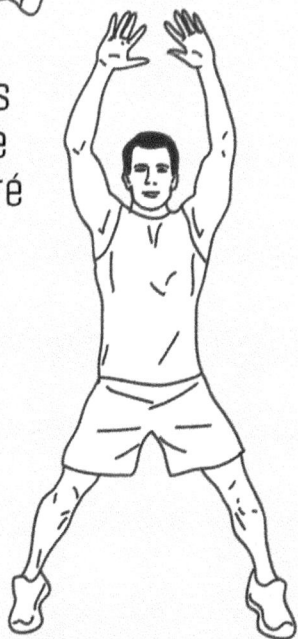

**1.** jumping jacks

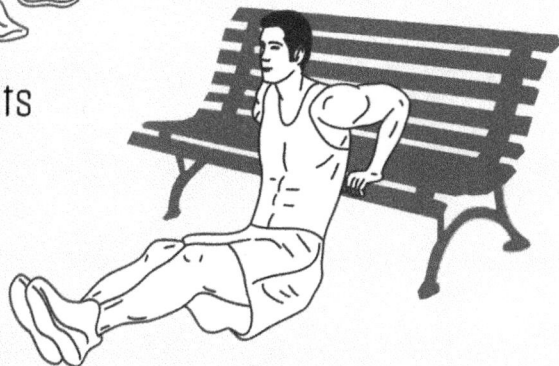

**2.** pompes inversées

## 80 Puissance 15

*Instructions*: Répétez chaque mouvement sans repos entre eux jusqu'à ce que la séries ne soit terminé, reposez-vous jusqu'à 60 secondes et répétez tout à nouveau, 3 fois au total.

*Améliorez-le*: effectuez des levées de bras, des cercles de bras levés et le maintien de bras levé en équilibre sur les plantes de vos pieds pour mettre au défi votre core.

**Objectif : Force & Tonification, Haut Du Corps**

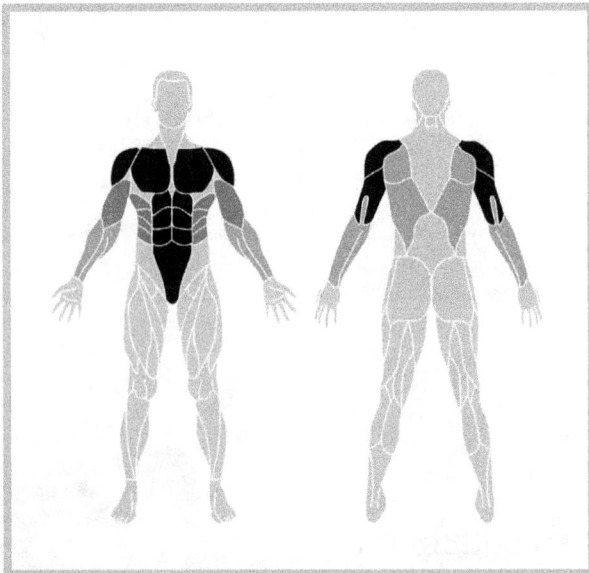

# PUISSANCE 15

ENTRAÎNEMENT PAR DAREBEE © darebee.com
3 séries / 60 secondes de repos entre les séries.
Ne baissez pas vos bras entre les deux derniers exercices.

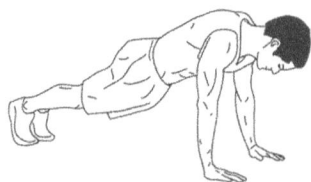

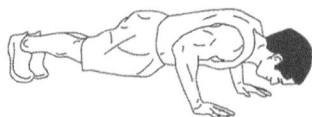

pompes
**jusqu'à épuisement**

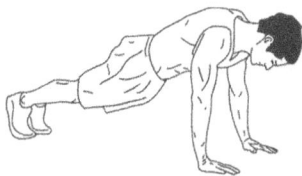

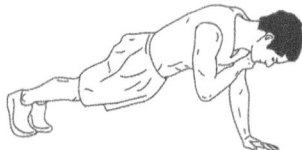

**20** toucher-épaules
en planche

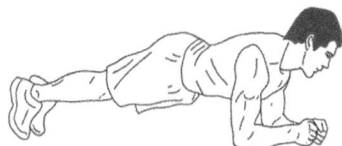

**20-count** planche
sur les avant-bras

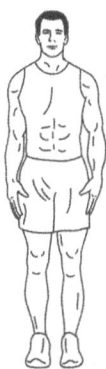

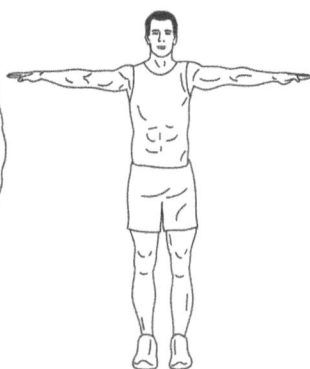

**20** levées de bras

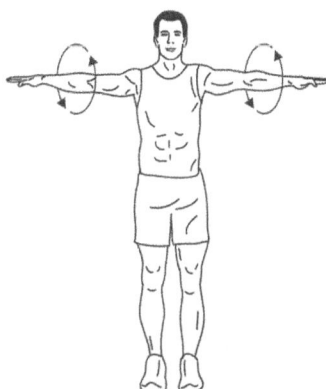

**20** cercles de bras

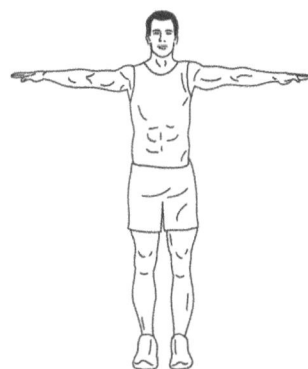

**20-count** bras
écartés maintenus

**20-count** = "en comptant jusqu'à 20"

# 81 Ramène-Moi Un Petit Gâteau

Rien de mal avec un gâteau tant que vous le gagnez en premier. C'est l'entraînement qui vous aide à faire exactement cela. Allez et préparez-vous à sauver le monde, gagnez-vous un gâteau.

*Conseils*: lorsque vous effectuez des rotations en planche, assurez-vous de tourner complètement votre corps sur le côté. Tendez légèrement vos abdominaux inférieurs en expirant pour aider à stabiliser les muscles abdominaux et mettre en jeu les abdominaux inférieurs.

## Objectif : Brûle-Graisse

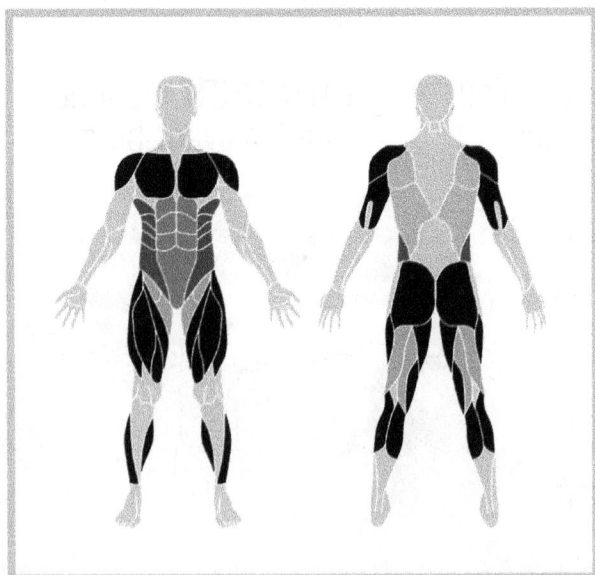

# Ramène-moi un petit GÂTEAU

ENTRAÎNEMENT PAR DAREBEE © darebee.com

**NIVEAU I** 3 séries **NIVEAU II** 5 séries **NIVEAU III** 7 séries **REPOS** jusqu'à 2 min

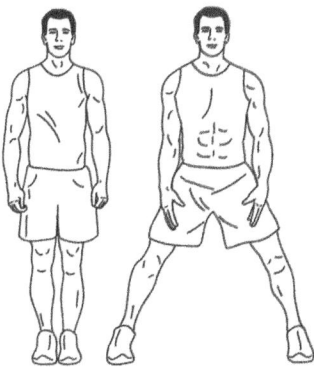

**10** sauts écarté-serré

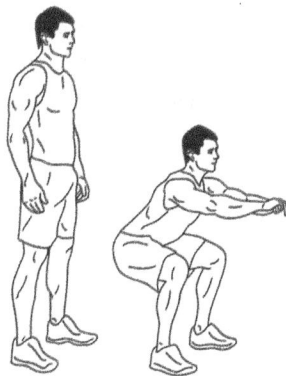

**10** squats

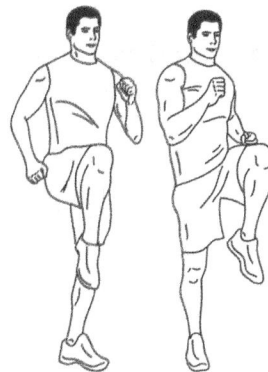

**10** levées de genoux

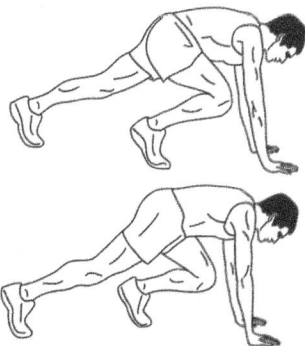

**10** grimpeurs

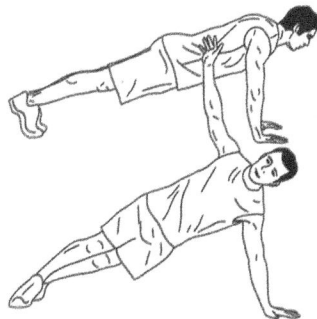

**10** rotations en planche

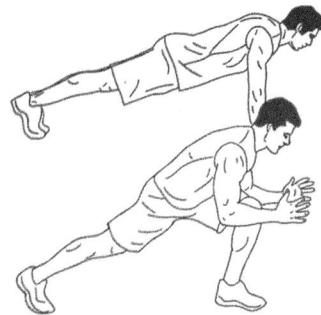

**10** pompes vers fentes

## 82 Bataille d'Oreillers

Vous savez quand vous faisiez des combats d'oreillers quand vous étiez enfants parce que vous pensiez qu'ils étaient cool. Vos parents avaient l'habitude d'intervenir et de vous séparer et de vous dire qu'ils ne l'étaient pas ? Bien devinez quoi ? Vous aviez raison et vos parents avaient tort. Une bonne bataille d'oreillers à l'ancienne est le moyen le plus cool que nous connaissons pour faire circuler le sang dans votre corps, faire travailler de bons groupes musculaires et même transpirer. Cet entraînement devrait être présenté directement à vos parents avec une note «Je vous l'ai dit». Un petit pas de prudence, si vous êtes trop enthousiaste, vous voudrez peut-être repenser le décor de la pièce dans laquelle vous vous entraînez. Nous parlons d'expérience quand nous disons que les vases et les petites figurines en porcelaine ne bénéficient pas d'une durée de vie éternelle avec cet exercice en action autour d'eux.

**Objectif : Brûle-Graisse**

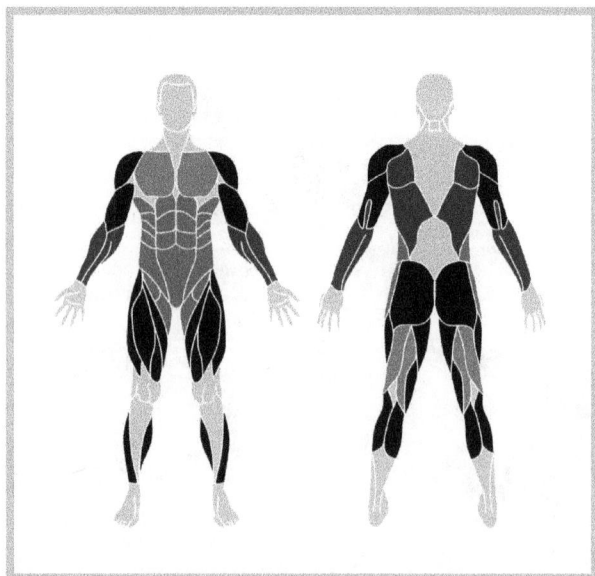

# BATAILLE D'OREILLERS

ENTRAÎNEMENT PAR DAREBEE © darebee.com

répétez 5 fois / jusqu'à 2 minutes de repos entre les séries

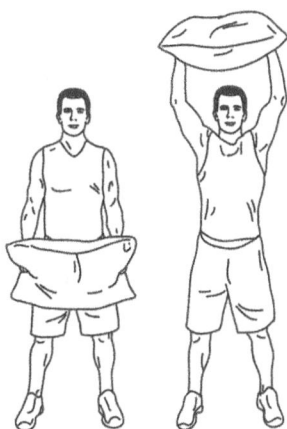

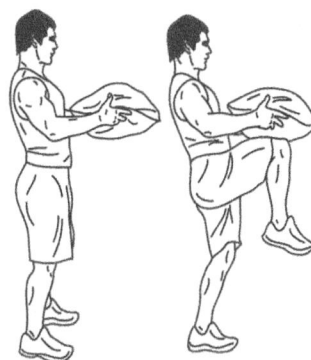

**10** levées de coussin          **5** squats          **10** levées de genoux

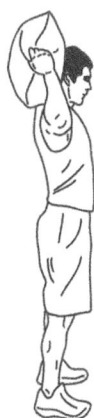

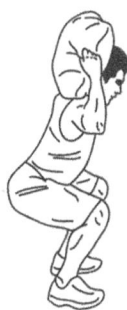

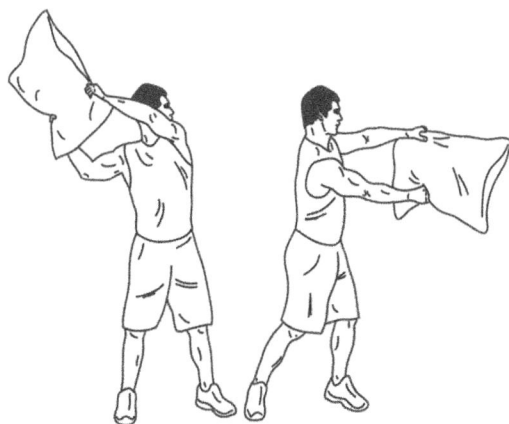

**10** coups de coussin          **10** fentes

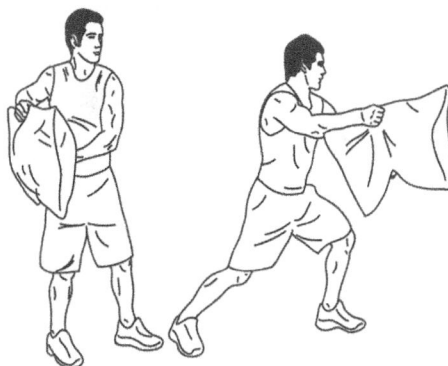

## 83 Terrain De Jeux

Lorsque vous étiez enfant, le terrain de jeu était l'endroit où vous développiez vos fantasmes de Spiderman et de Tarzan. C'était l'endroit où votre corps rencontrait des obstacles et rencontrait des forces, comme la gravité. Etre enfant est un état d'esprit. Redécouvrez la magie et soyez plus en forme avec l'entraînement *Terrain De Jeux*. Utilisez le plus proche de chez vous et préparez-vous à ressentir les avantages du voyage dans le temps.

**Objectif : Force & Tonification**

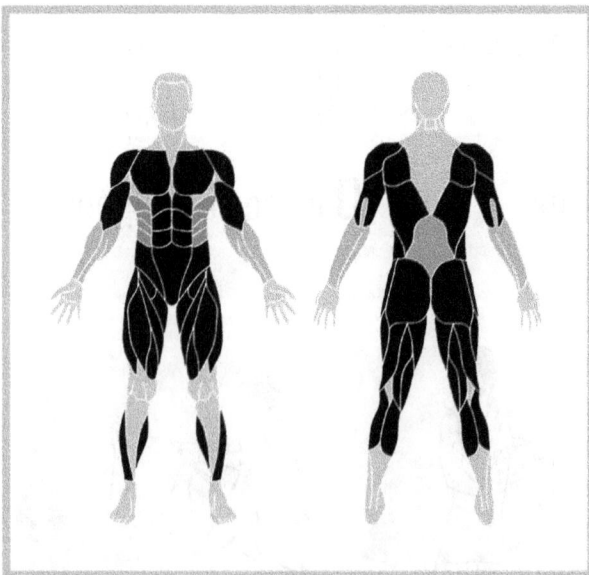

# TERRAIN
## DE JEUX

ENTRAÎNEMENT PAR DAREBEE © darebee.com

**NIVEAU I** 3 séries  **NIVEAU II** 5 séries  **NIVEAU III** 7 séries  **REPOS** jusqu'à 2 min

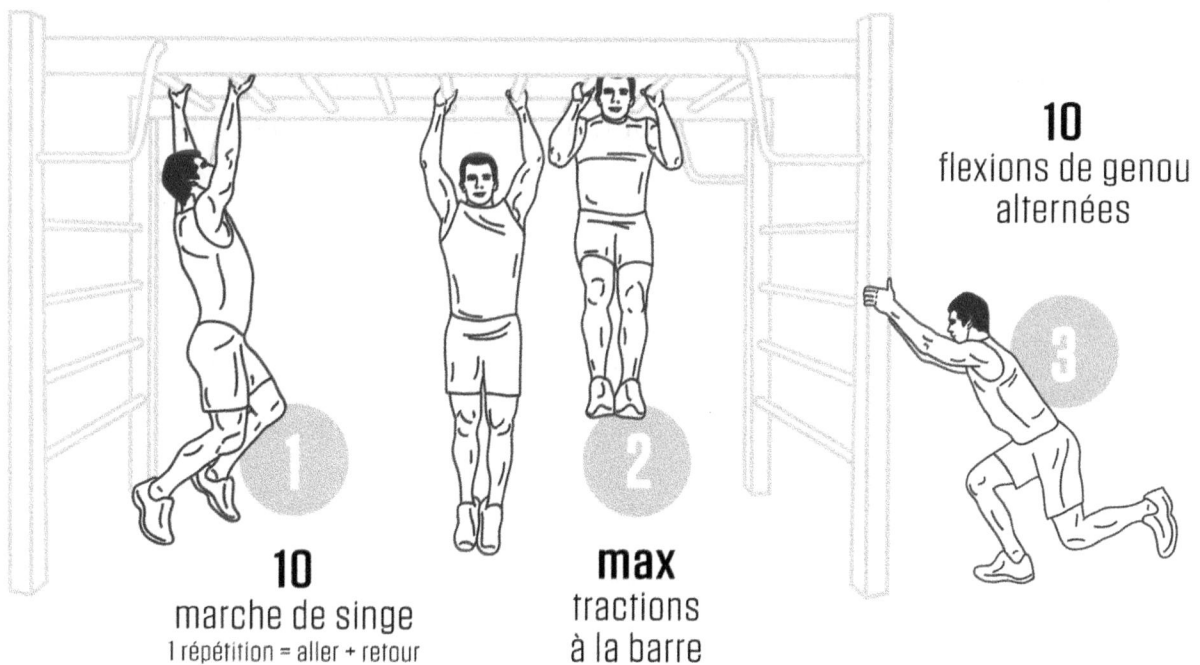

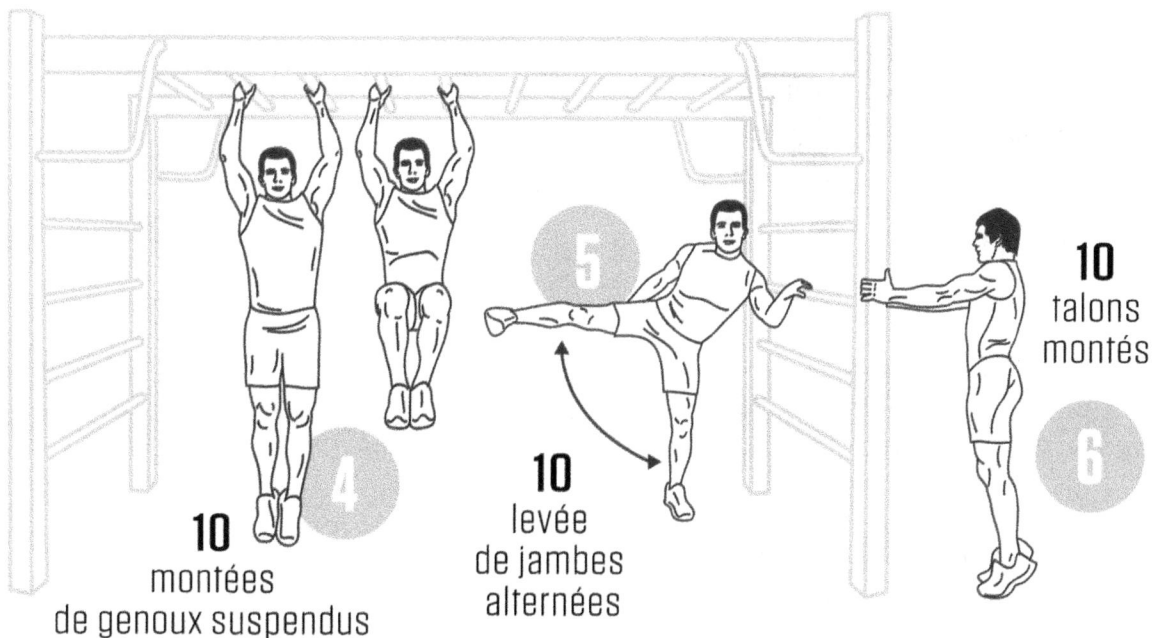

**10**
flexions de genou
alternées

**3**

**10**
marche de singe
1 répétition = aller + retour

**1**

**max**
tractions
à la barre

**2**

**10**
montées
de genoux suspendus

**4**

**10**
levée
de jambes
alternées

**5**

**10**
talons
montés

**6**

## 84 Sous Tension

Il s'agit d'un entraînement aérobie qui développe force, souplesse et équilibre. Faites-le chaque fois que vous souhaitez renforcer vos capacités dans ces trois domaines.

*Conseil*: lorsque vous effectuez des fentes avec levée de jambe, gardez votre corps aussi droit que possible et amenez votre pied à votre main, pas votre main à votre pied.

**Objectif : Brûle-Graisse**

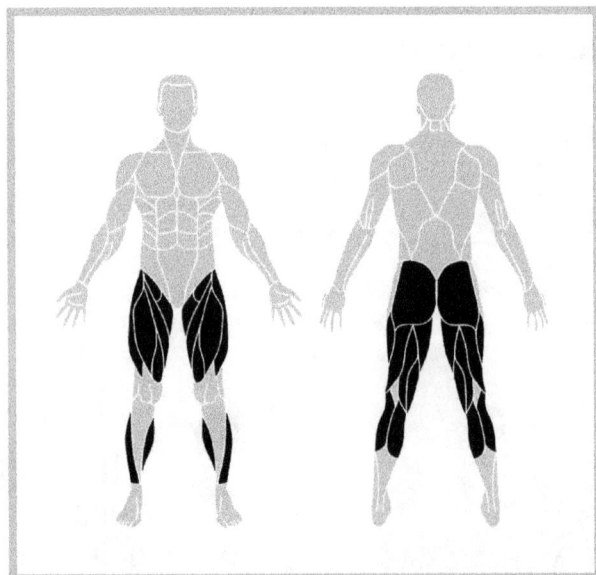

# SOUS TENSION

ENTRAÎNEMENT PAR DAREBEE © darebee.com

**NIVEAU I** 3 séries **NIVEAU II** 4 séries **NIVEAU III** 5 séries **REPOS** jusqu'à 2 min

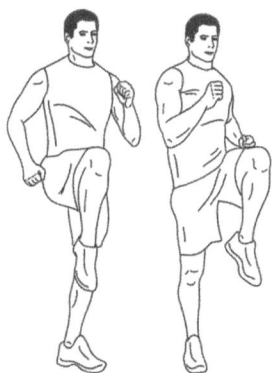

**20** levées de genoux

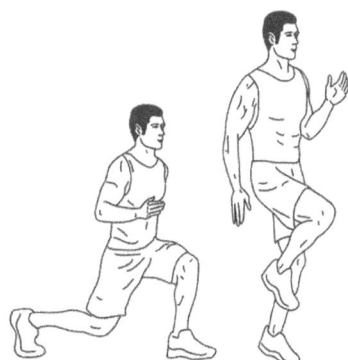

**10** fentes avec
levée de genou

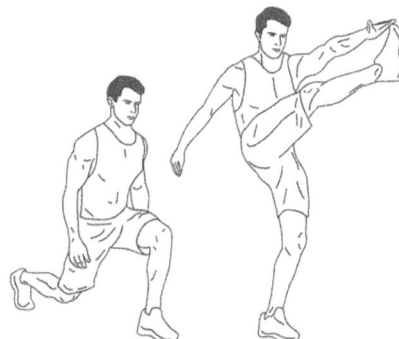

**10** fentes avec
levée de jambe

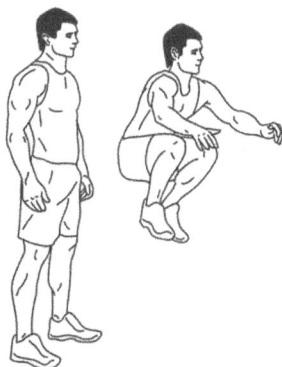

**2** sauts groupés

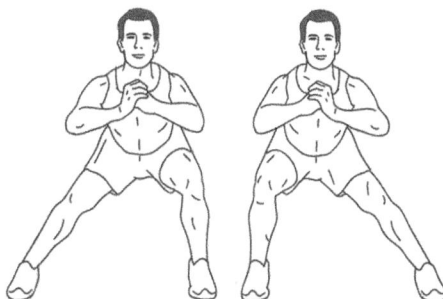

**10** fentes latérales

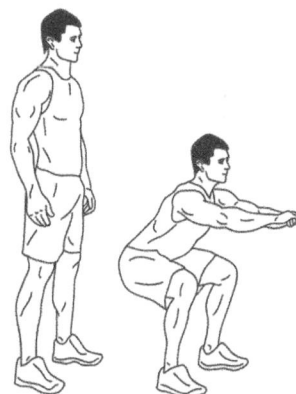

**10** squats

## 85    Pompe & Squat En Duo

Parfois, vous voulez tout bêtement pouvoir faire quelque chose de simple. Pas de réflexion excessive, pas de jeu de rôle dans votre tête. Rien qui mettra constamment au défi votre coordination et vous obligera à être conscient de votre corps à chaque instant de l'entraînement. C'est là que ce cycle «Lavage, rinçage et répétition» est parfait. Vous pouvez le configurer et laisser votre corps faire son travail pendant que votre esprit prend une pause figurative pendant un moment. Alors, choisissez votre niveau et préparez-vous à le faire basculer.

**Objectif : Force & Tonification**

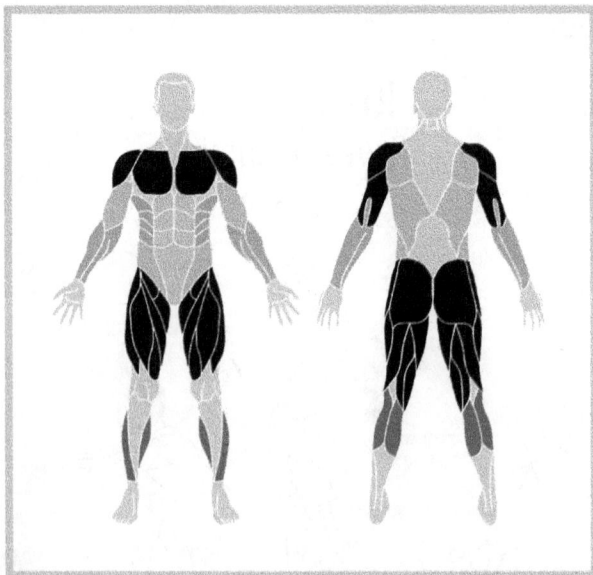

ENTRAÎNEMENT
PAR DAREBEE
© darebee.com

**NIVEAU I** 3 séries
**NIVEAU II** 5 séries
**NIVEAU III** 7 séries
**REPOS** jusqu'à 2 min

# POMPE & SQUAT EN DUO

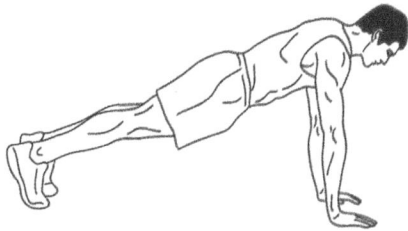

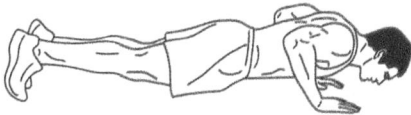

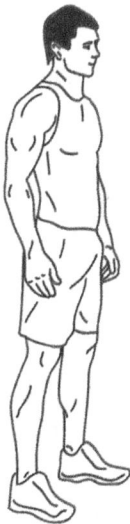

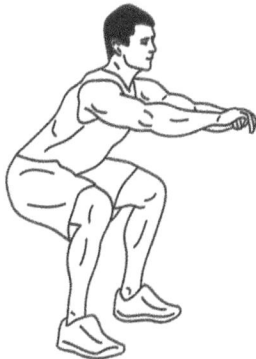

4 pompes

4 squats

10 pompes

10 squats

4 pompes

4 squats

10 pompes

10 squats

## 86 Mercure

Déplacez-vous plus vite sans stresser vos articulations grâce à l'entraînement *Mercure*. Il vous aide à développer la stabilité musculaire et la mobilité presque furtivement, ses exercices sont parfaits pour les jours où vous avez un canapé à portée de main.

*Rendez les choses plus difficiles*: lorsque vous marchez, expirez à chaque fois que vous soulevez les genoux et tendez légèrement vos abdominaux inférieurs pour les activer.

**Objectif : Brûle-Graisse**

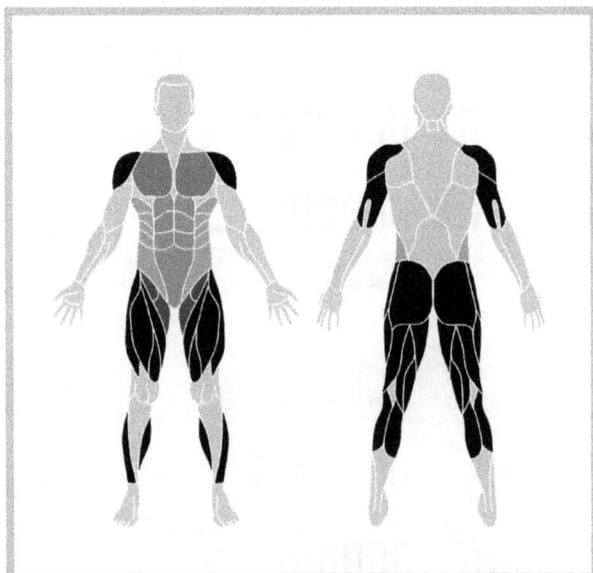

# MERCURE

ENTRAÎNEMENT PAR DAREBEE © darebee.com

**NIVEAU I** 3 séries **NIVEAU II** 5 séries **NIVEAU III** 7 séries **REPOS** jusqu'à 2 min

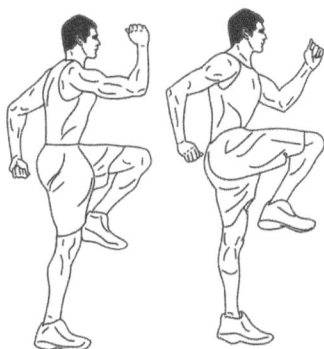

**10** pas de marche

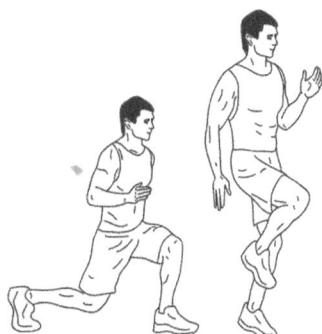

**10** fentes avec levée de genoux

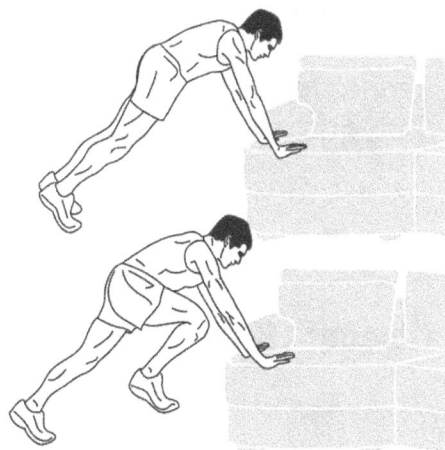

**10** grimpeurs inclinés

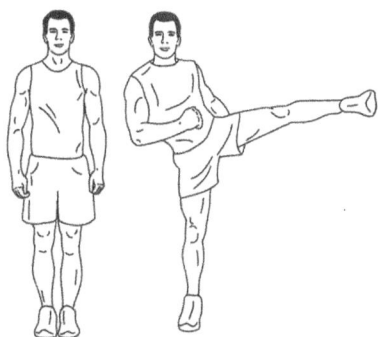

**10** levées de jambe sur le côté

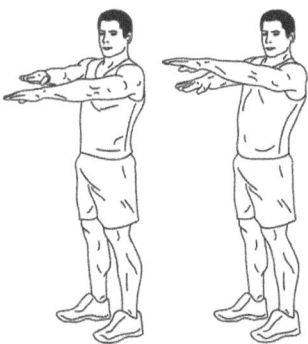

**10** ciseaux

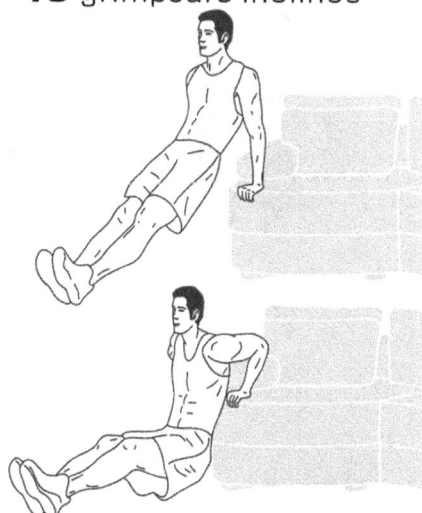

**10** pompes invérsées sur un support

## 87 Ranger

Les rangers sont connus pour leur endurance, leur force, leur vitesse et leur agilité et l'entraînement *Ranger* vous guide à tour de rôle dans chaque composant. Vous sentez la chaleur s'accumuler sous votre peau et vos muscles travailler, vous savez donc que vous faites des gains. Les rangers, bien sûr, n'arrêtent tout simplement pas devant les obstacles, c'est pourquoi vous faites cet entraînement. Vous allez reussir !

*Rendez les choses plus difficiles:* ramenez vos genoux à la hauteur de la taille pendant que vous exécutez des levées de genoux.

**Objectif : Brûle-Graisse**

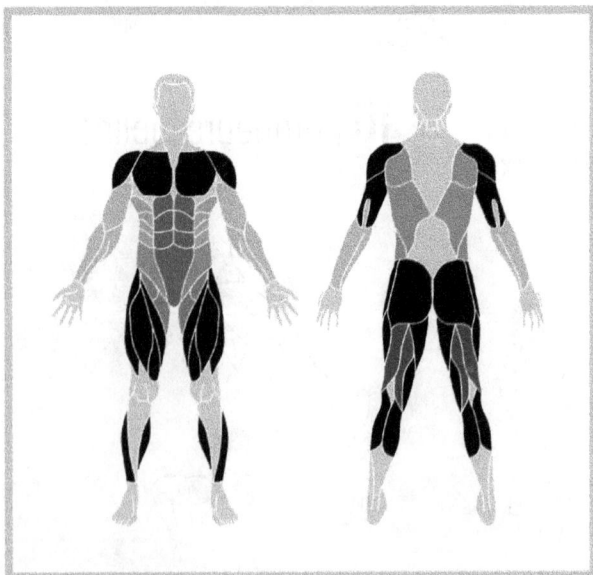

# RANGER

DAREBEE HIIT ENTRAÎNEMENT © darebee.com

**NIVEAU I** 3 séries **NIVEAU II** 5 séries **NIVEAU III** 7 séries **REPOS** jusqu'à 2 min

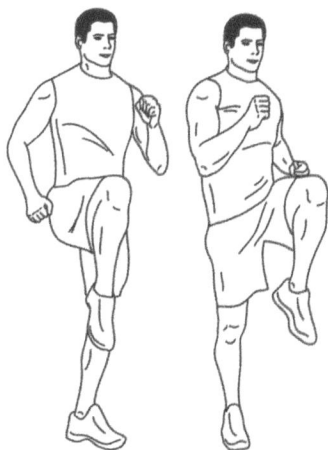

**20sec** levées de genoux

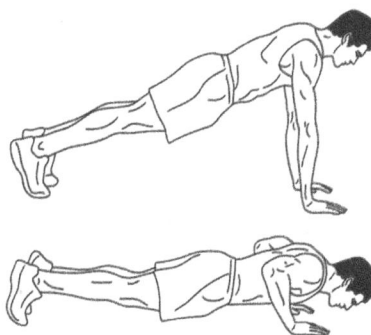

**20sec** pompes

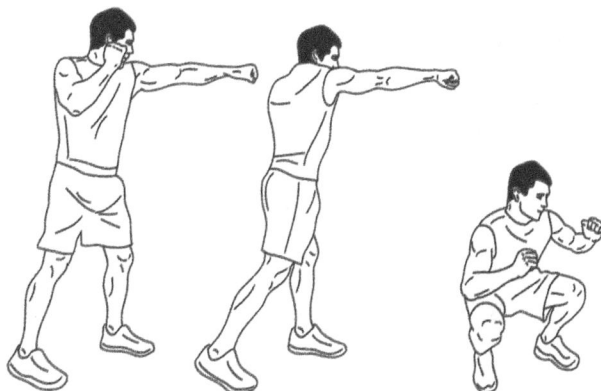

**20sec** jab + jab + cross + squat

## 88 Rebelle

Les rebelles ne reconnaissent aucune règle, ce qui signifie qu'ils doivent être prêts à tout. Et notre entraînement *Rebelle* vous prépare à presque tout. Sa combinaison d'exercices statiques et dynamiques met votre corps à l'épreuve d'une manière qui dit: «Je me prépare vraiment à enfreindre les règles».

**Objectif : Brûle-Graisse**

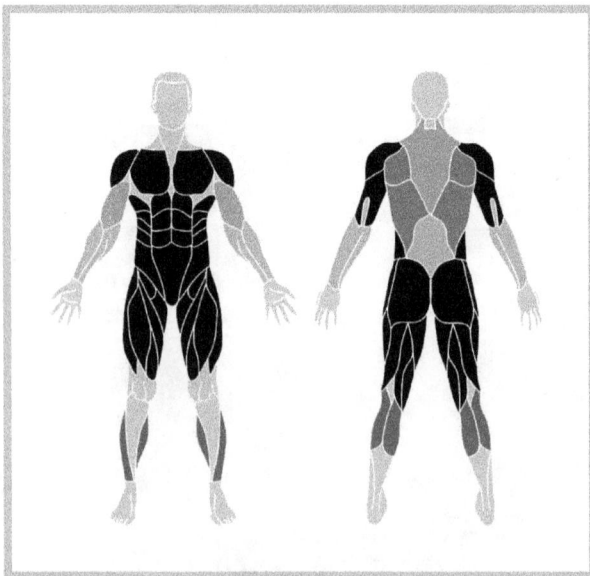

# REBELLE

ENTRAÎNEMENT PAR DAREBEE © darebee.com

**NIVEAU I** 3 séries **NIVEAU II** 5 séries **NIVEAU III** 7 séries **REPOS** jusqu'à 2 min

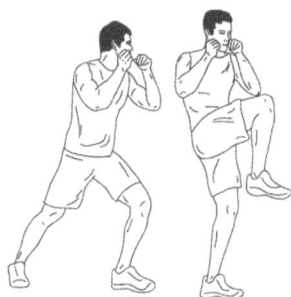

**20** coups de genou

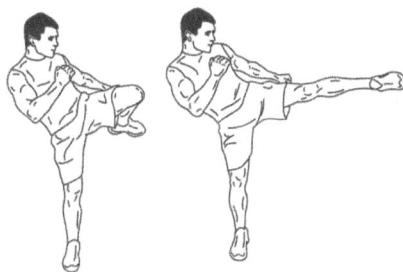

**20** coups de pied de côté

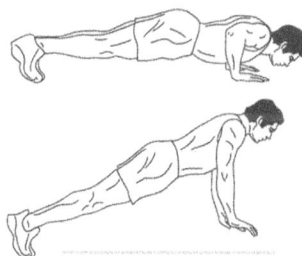

**4** pompes sautées

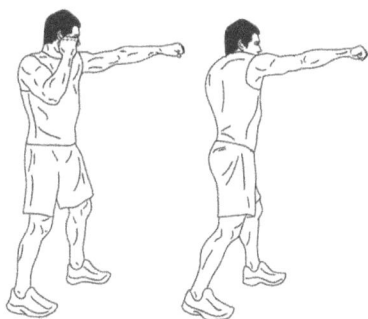

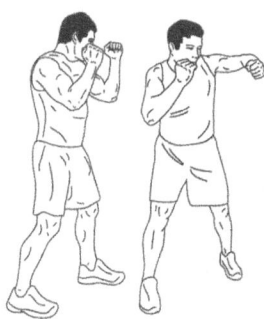

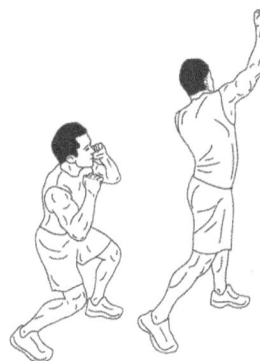

**20combos** jab + jab + cross + hook + upper cut

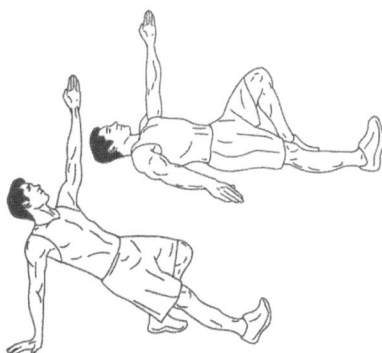

**10** levées du buste

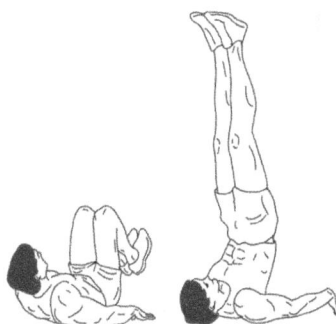

**5** abdo butt-ups

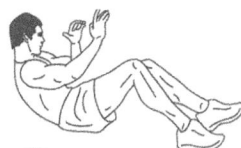

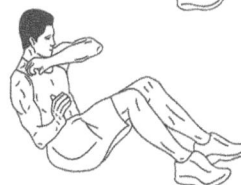

**10** coups de coude

## 89 Guerrère Rouge

Tous les guerriers ont les mêmes choses en commun: courage, persévérance, une grande tolérance à l'échec, la volonté de continuer quelles que soient les chances et de ne pas abandonner. L'entraînement *Guerrère Rouge* est conçu pour vous aider à trouver ce core de guerrier qui vous permet de tout surmonter.

*Conseil*: Lorsque vous effectuez des coups de pied en arrière, tenez vos abdominaux tendus en gardant votre corps immobile — cela vous permettra à travailler vos fessiers, vos ischio-jambiers et vos quadriceps.

**Objectif : Force & Tonification**

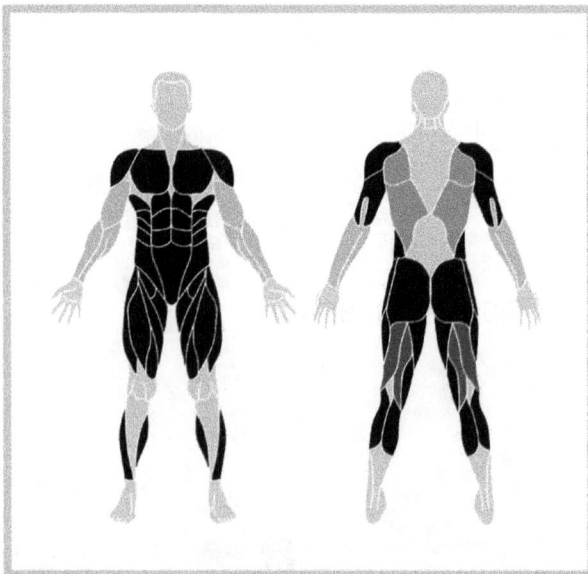

# GUERRIÈRE ROUGE

ENTRAÎNEMENT PAR DAREBEE © darebee.com

**NIVEAU I** 3 séries **NIVEAU II** 5 séries **NIVEAU III** 7 séries **REPOS** jusqu'à 2 min

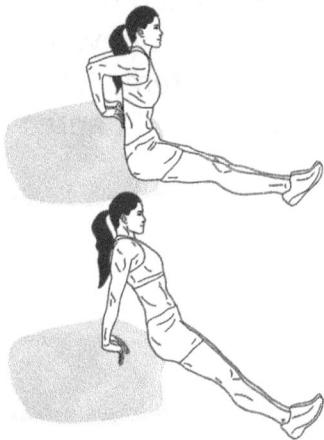

**10** pompes inversées
sur un support

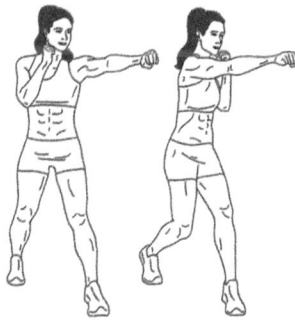

**20** coups de poing

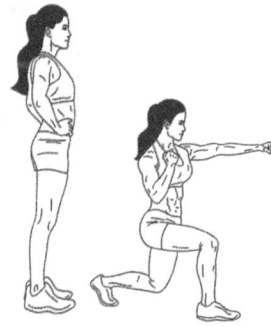

**10** fentes avec
coups de poing

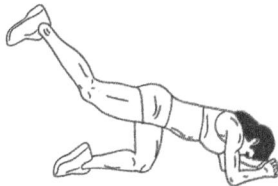

**10** coups de pied

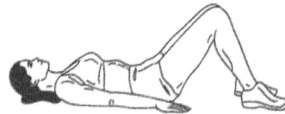

**10** ponts

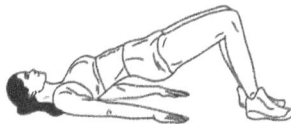

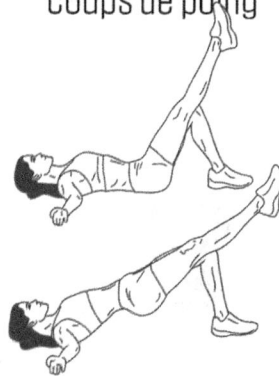

**10** ponts jambe levée

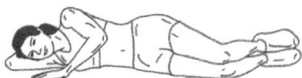

**10** "coquilles de boeuf"

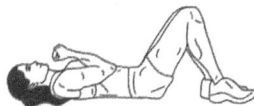

**10** levée de buste
avec coup de poing

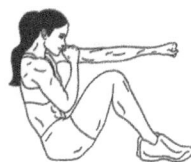

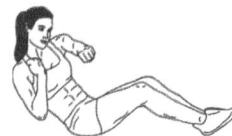

**10** coups de poing
en position assise

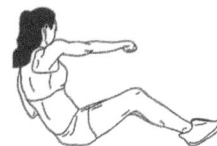

## 90 Rôtissoire

Amener vos muscles au point où vous pouvez pratiquement sentir la chaleur qui s'y dégage. L'entraînement *Rôtissoire* vous aide à attaquer certains groupes musculaires majeurs encore et encore, en faisant varier la charge, le mouvement et l'intensité — toujours en engageant les muscles. Vous sentirez la température de votre corps monter et vous sentirez l'échauffement de vos muscles. Et après tout, vous devriez vous sentir bien rôti (au bon sens des mots bien sûr).

**Objectif : Brûle-Graisse**

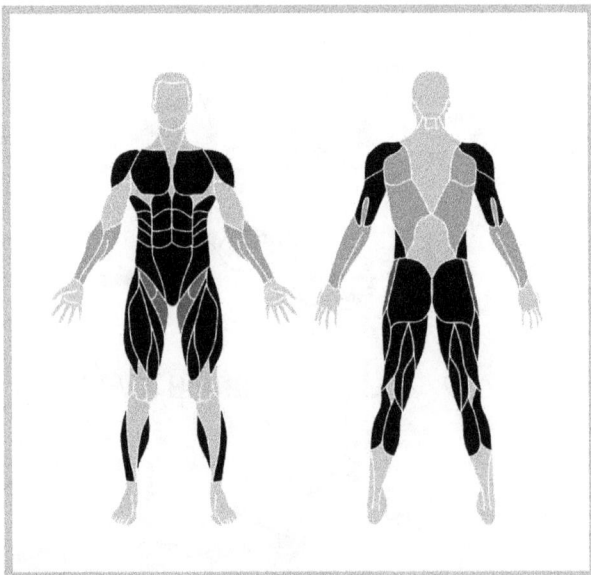

# RÔTISSOIRE

ENTRAÎNEMENT PAR DAREBEE © darebee.com

**NIVEAU I** 3 séries **NIVEAU II** 5 séries **NIVEAU III** 7 séries **REPOS** jusqu'à 2 min

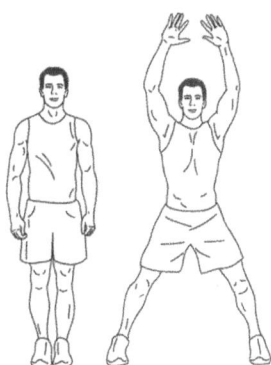

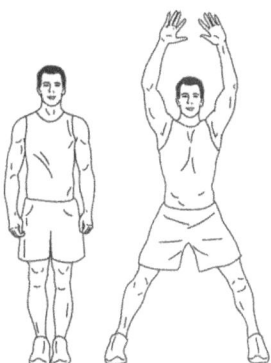

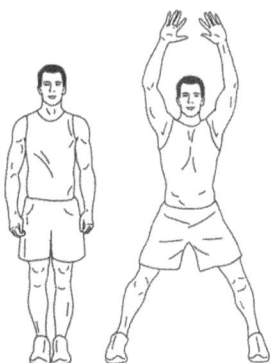

**10** jumping jacks　　　　**un** écarté-serré　　　　**une** pompe
　　　　　　　　　　　　　　en planche

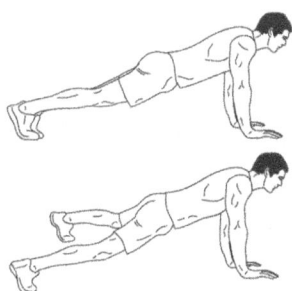

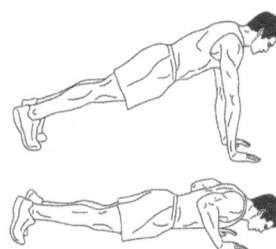

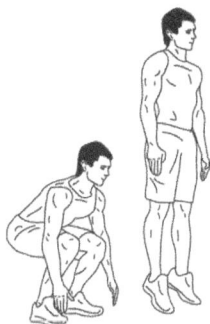

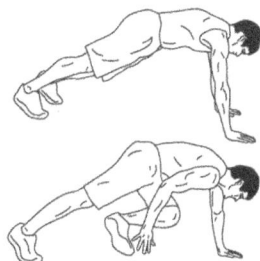

**10** jumping jacks　　　　**un** squat sauté　　　　**une** pompe

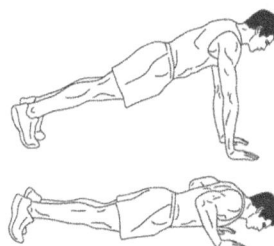

**10** jumping jacks　　　　**deux** grimpeurs　　　　**une** pompe
　　　　　　　　　　　　　　"toucher-pied"

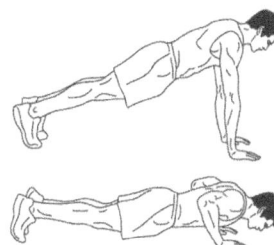

## 91 Révolte

Les rebelles établissent leurs propres règles, ce qui signifie qu'ils sont autonomes et contrôlent leur monde. L'entraînement *Révolte* accroît la force là où vous en avez besoin afin que vous puissiez faire en sorte que votre corps fasse ce que vous lui demandez. Les règles selon lesquelles il doit ensuite jouer dépendent entièrement de vous.

*Rendez les choses plus difficiles*: lorsque vous effectuez des squats sautés, sautez plus haut à 30 cm minimum du sol en augmentant la charge sur vos quadriceps, vos fessiers et vos mollets et en maximisant les avantages de l'exercice.

**Objectif : Brûle-Graisse**

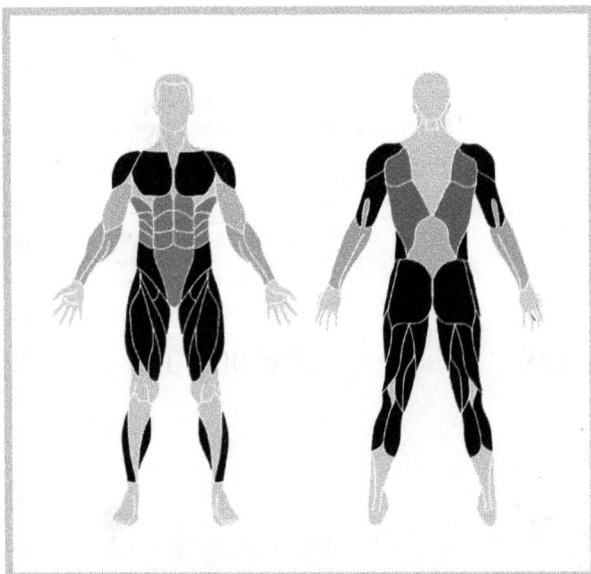

# RÉVOLTE

ENTRAÎNEMENT PAR DAREBEE © darebee.com

**NIVEAU I** 3 séries **NIVEAU II** 5 séries **NIVEAU III** 7 séries **REPOS** jusqu'à 2 min

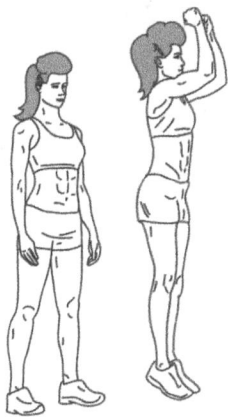

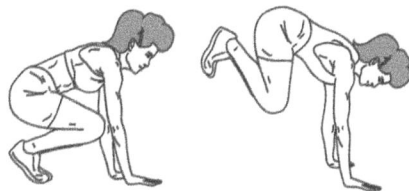

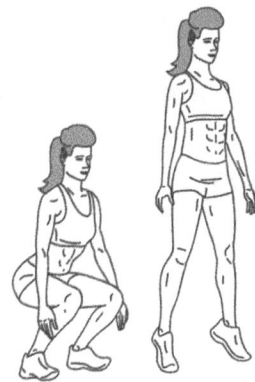

**10combos:** (en frappant les pieds) saut debout + saut en appuyant sur les mains

**10** squats sautés

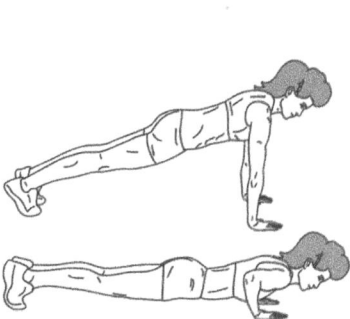

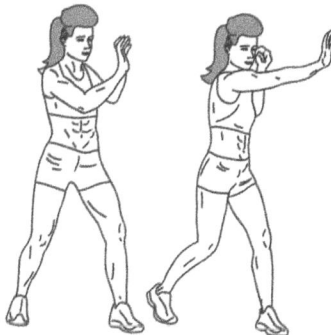

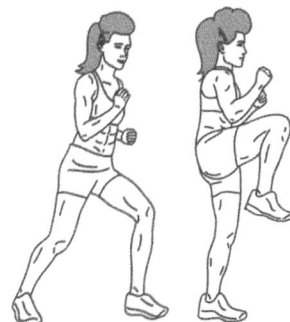

**10combos:** pompe + coup de paume (chaque main)

**10** coups de genou

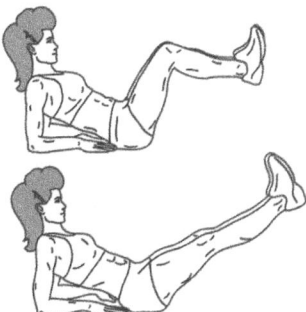

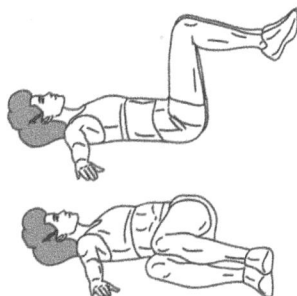

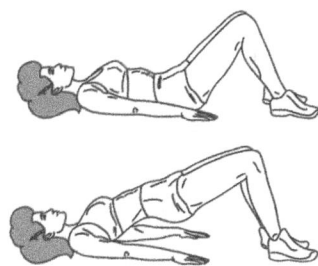

**10** crunchs rameur

**10** torsions du bassin

**10** ponts

## 92 Courez, Espèce De Petit Malin; Et Souvenez-Vous

Les fans de Doctor Who sauront qu'au moment où vous devez courir, vous devez compter sur la vitesse des membres et la capacité aérobie. Eh bien, cet entraînement vous aide à développer les deux.

*Conseil*: Il s'agit d'un entraînement de course à pied, alors effectuez des levées de genoux aussi haut et aussi vite que possible et pratiquez l'exercice au sol pour récupérer.

**Objectif : Brûle-Graisse**

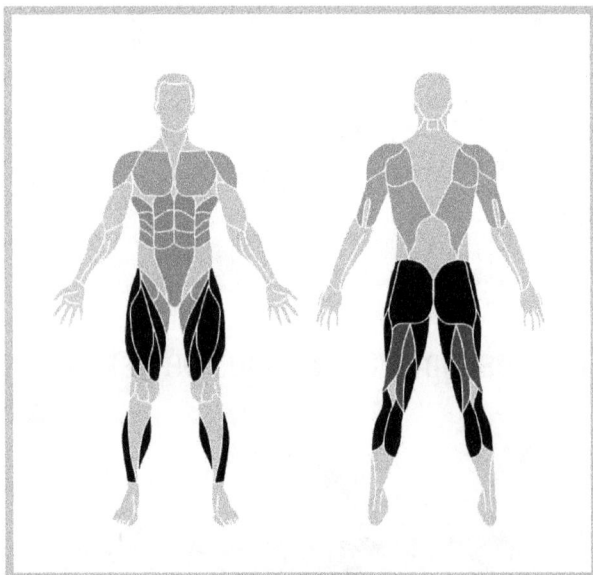

# COUREZ, ESPÈCE DE PETIT MALIN; ET SOUVENEZ-VOUS

ENTRAÎNEMENT PAR DAREBEE © darebee.com

**NIVEAU I** 3 séries **NIVEAU II** 5 séries **NIVEAU III** 7 séries **REPOS** jusqu'à 2 min

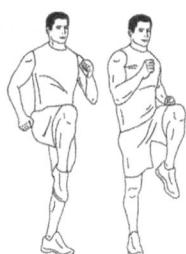

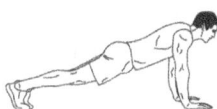

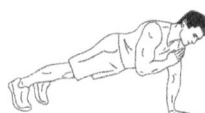

**20** levées de genoux, puis
**2** toucher-épaules en planche

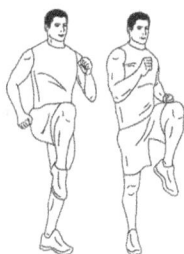

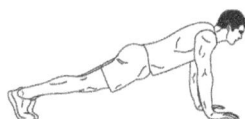

**20** levées de genoux, puis
**2** sauts en planche

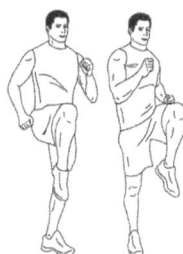

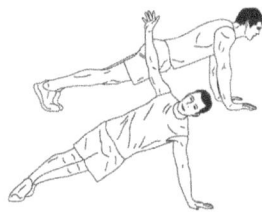

**20** levées de genoux, puis
**2** rotations en planche

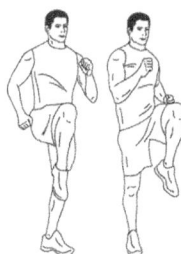

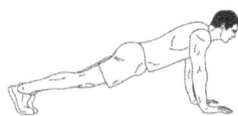

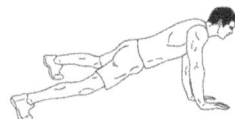

**20** levées de genoux, puis
**2** écarté-serré en planche

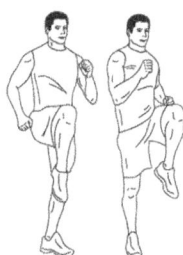

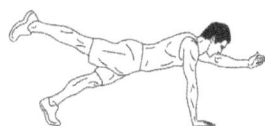

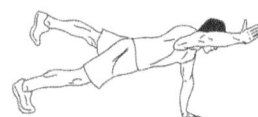

**20** levées de genoux, puis
**2** levées de main et jambe alternées

## 93 Yoga Sur Une Chaise

Si vous n'avez que trois minutes dans la journée et une chaise sur laquelle vous asseoir, vous pouvez faire de l'exercice. Le yoga est souvent sous-estimé en tant qu'entraînement et pourtant une mini-pause comme celle-là pratiquée chaque fois que possible active les muscles du corps, aide à augmenter la circulation et la respiration. Il joue un rôle incroyable dans le maintien d'une bonne santé et le bon fonctionnement du métabolisme.

**Objectif : Étirement & Yoga**

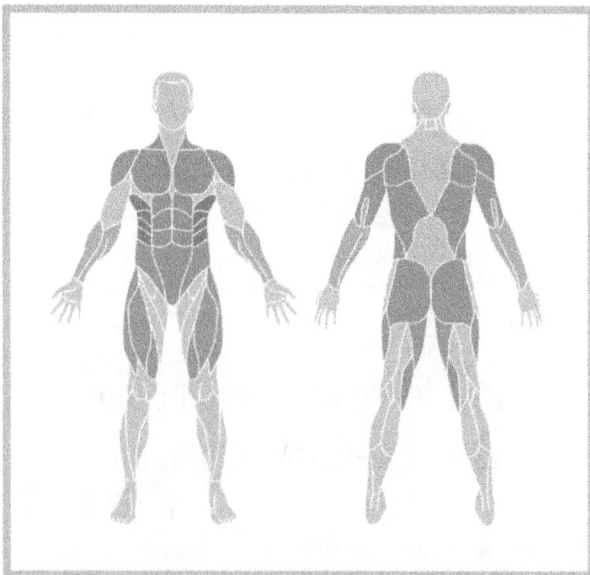

# YOGA

## 3 MINUTES SUR UNE CHAISE

PAR DAREBEE © darebee.com

**30 secondes pour chaque exercice**

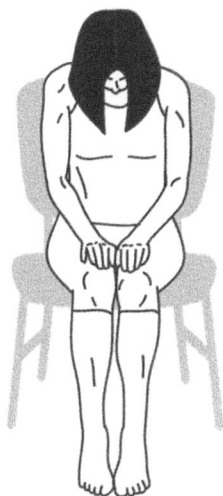

flexion avant

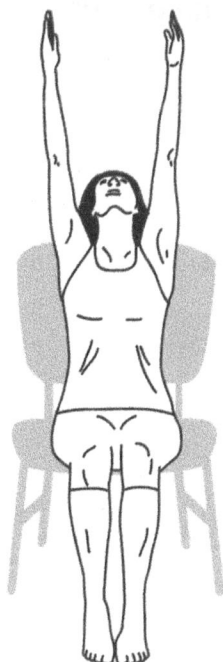

étirement vers le haut

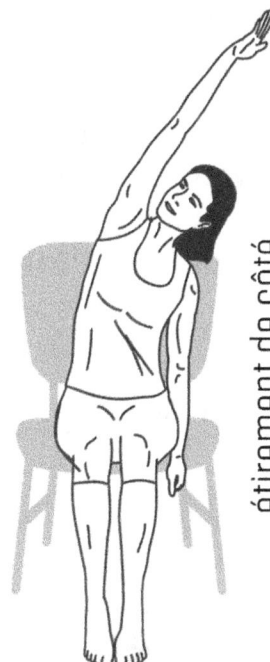

étirement de côté

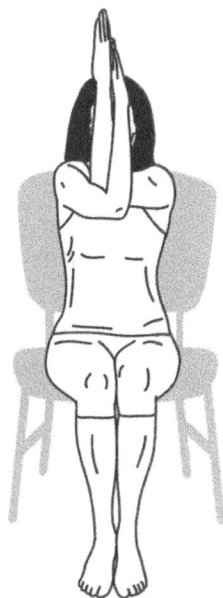

mains croisées

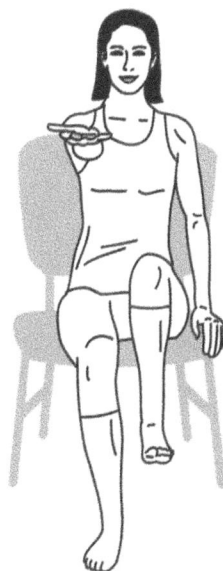

levée de jenou &
étirement de bras

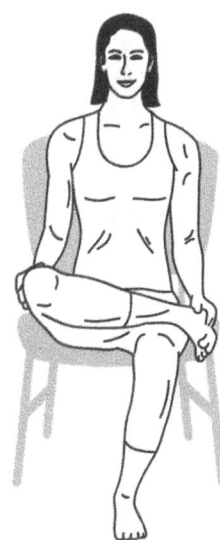

mi-lotus

## 94 Shieldmaiden

Les Shieldmaidens* se sont battues au combat et ont souvent mené leurs propres hommes. Pour correspondre à une guerrier endurci, armé jusqu'aux dents et hérissé de muscles, il faut avoir plus que de la force. Vous avez besoin de courage, d'une force de tendon tueur, d'agilité et d'un core d'acier, oh, et autant de force du haut du corps que vous pouvez en rassembler. L'entraînement *Shieldmaiden* est conçu pour vous guider à travers vos pas, vous donner un peu de ce dont vous avez besoin et beaucoup de ce que vous voulez (ou est-ce l'inverse?). Quoi qu'il en soit, vous vous en sortirez certainement plus fort à l'autre bout.

* une jeune femme guerrière armée d'un bouclier dans la mythologie nordique.

**Objectif : Brûle-Graisse**

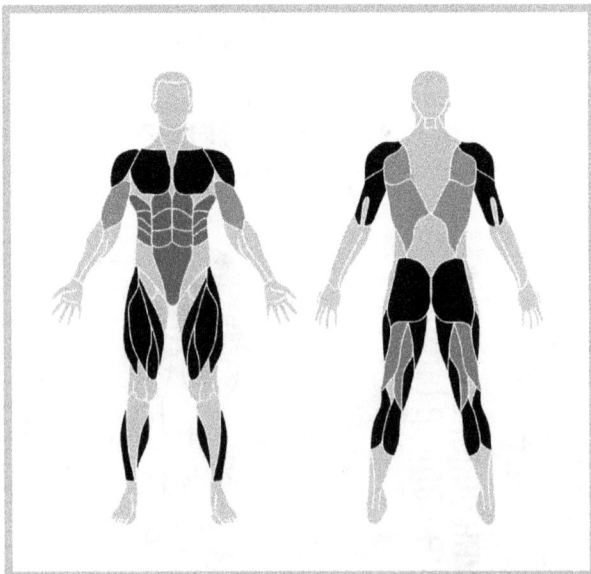

# shieldmaiden

ENTRAÎNEMENT PAR DAREBEE © darebee.com

**NIVEAU I** 3 séries **NIVEAU II** 5 séries **NIVEAU III** 7 séries **REPOS** jusqu'à 2 min

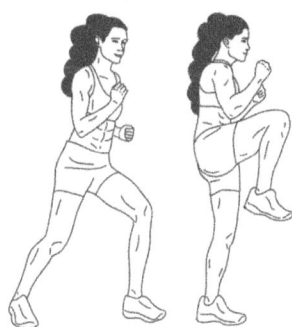

**10** coups de genoux

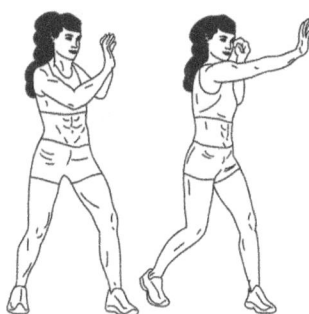

**10** coups de paume

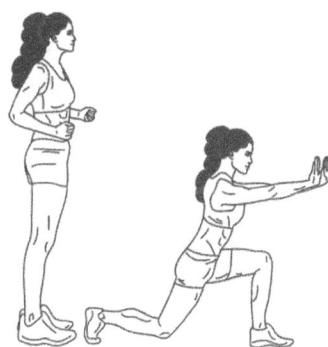

**10** fentes dynamiques

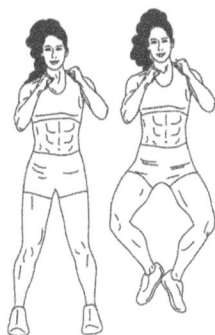

**10combos** sauts en frappant les talons + coups de paume

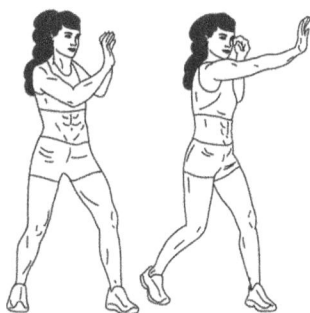

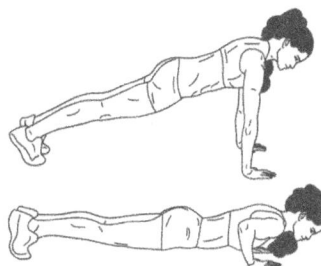

**2** pompes

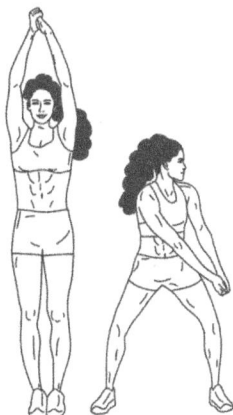

**10** bûcherons

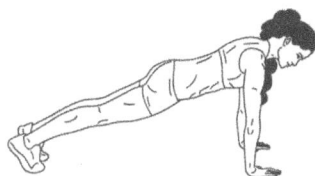

**10-count** planche

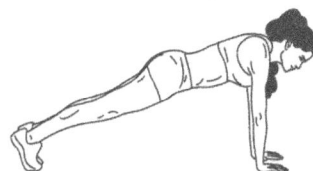

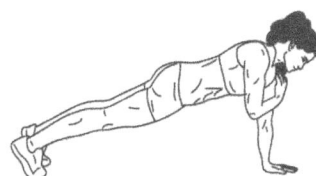

**10** toucher-épaules en planche

**10-count** = "en comptant jusqu'à 10"

# Métamorthe

Les métamorphes ont-ils besoin d'une grande liberté de mouvement pour passer physiquement d'une forme à une autre? Nous ne le savons pas avec certitude. Mais nous savons que si vous avez la grande capacité de mouvements, vous pouvez faire vos preuves.

*Conseil*: Pratiquez des burpees basiques dans un mouvement contrôlé et fluide afin qu'il n'y ait pas de pause lorsque vous passez d'une position à l'autre. Cela permet d'avoir une plus grande force du tendon ainsi qu'une augmentation de la densité musculaire.

**Objectif : Brûle-Graisse, HIIT**

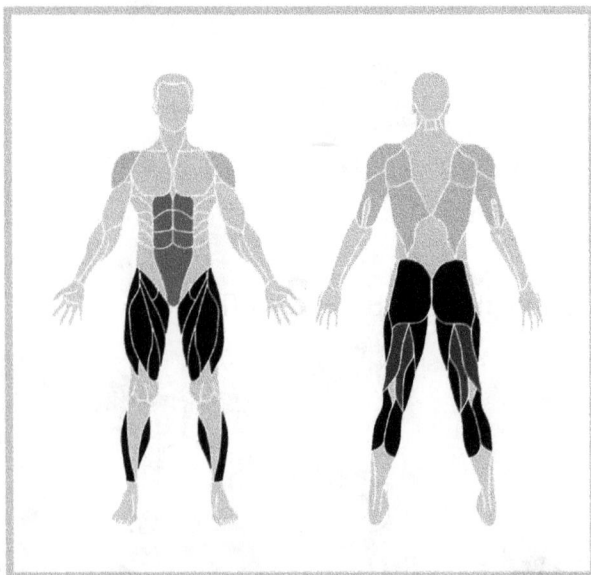

# MÉTAMORPHE

DAREBEE HIIT ENTRAÎNEMENT © darebee.com

**NIVEAU I** 3 séries **NIVEAU II** 5 séries **NIVEAU III** 7 séries **REPOS** jusqu'à 2 min

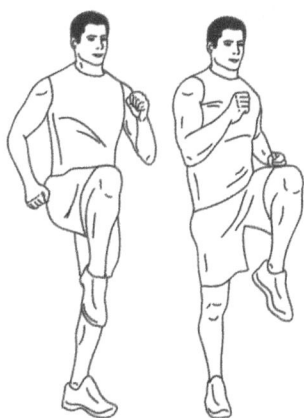

**20sec** levées de genoux

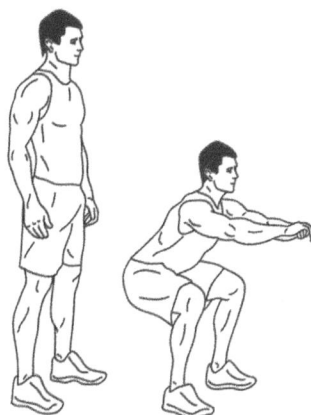

**20sec** squats

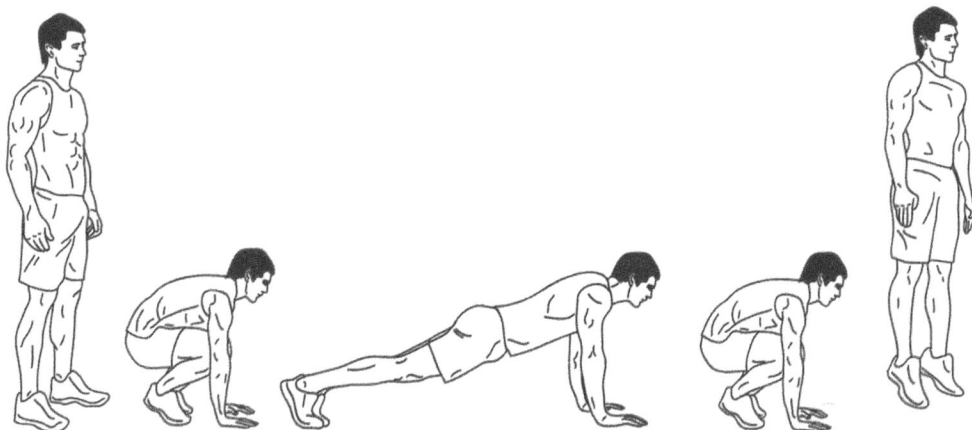

**20sec** burpees basiques

## 96 Argent

L'entraînement *Argent* est un ensemble d'exercices trompeusement simple, conçus pour faire fonctionner votre corps sans trop de pression excessive sur les groupes musculaires. Cela en fait l'un de ces entraînements en mode léger que vous pouvez faire lorsque vous n'êtes pas sûr de devoir faire de l'exercice ou lorsque vous êtes en mode de récupération, ou lorsque, tout simplement, vous ne voulez pas réveiller vos voisins ou annoncer le fait que vous travaillez. De plus, c'est parfait pour ceux qui débutent leur voyage vers la perfection personnelle.

**Objectif : Brûle-Graisse, HIIT**

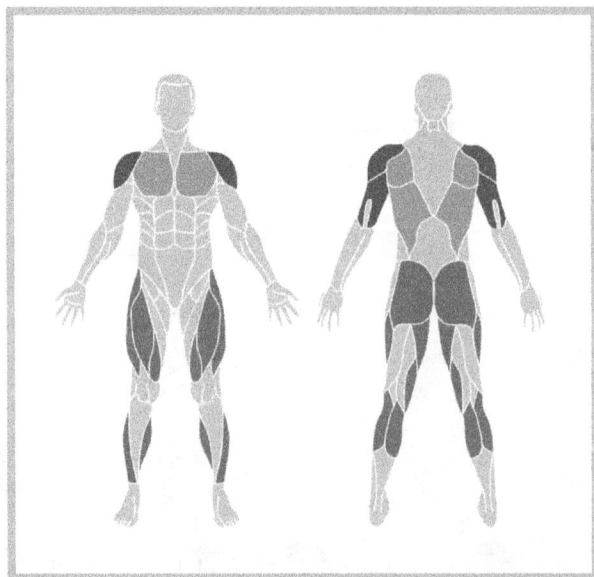

# ARGENT

DAREBEE HIIT ENTRAÎNEMENT © darebee.com

**NIVEAU I** 3 séries **NIVEAU II** 5 séries **NIVEAU III** 7 séries **REPOS** jusqu'à 2 min

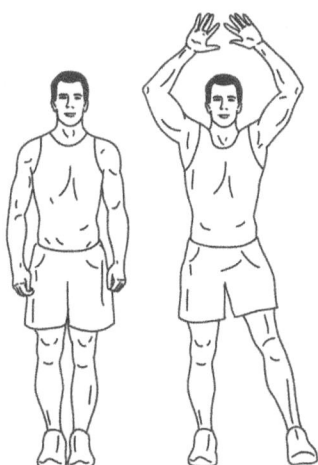

**20sec** pas de côté
(énergiques)

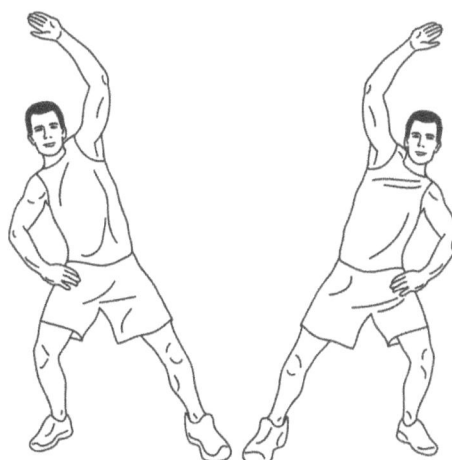

**20sec** flexions de côté
(énergiques)

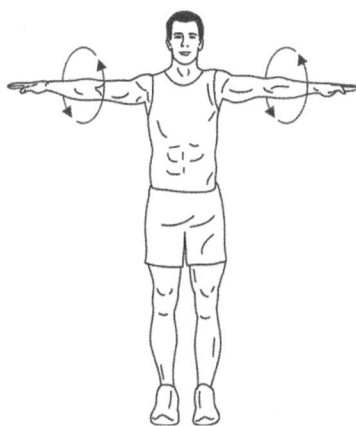

**20sec** cercles de bras

## 97 Abdos Sur Canapé

À la fin d'une journée bien remplie, tout ce que vous avez envie de faire, c'est de l'oublier, d'atterrir sur le canapé, d'allumer la télé et … de travailler vos abdos. Le canapé est votre salle de sport. Votre corps est votre équipement. C'est la séance d'entraînement *Abdos Sur Canapé*. Si vous êtes sur le canapé, il est temps de travailler vos abdos.

*Rendez les choses plus difficiles*: il ne faut pas. C'est un entraînement sur canapé, après tout, mais si vous avez une paire de poids pour les chevilles, le moment est venu de les attacher.

**Objectif : Abdos**

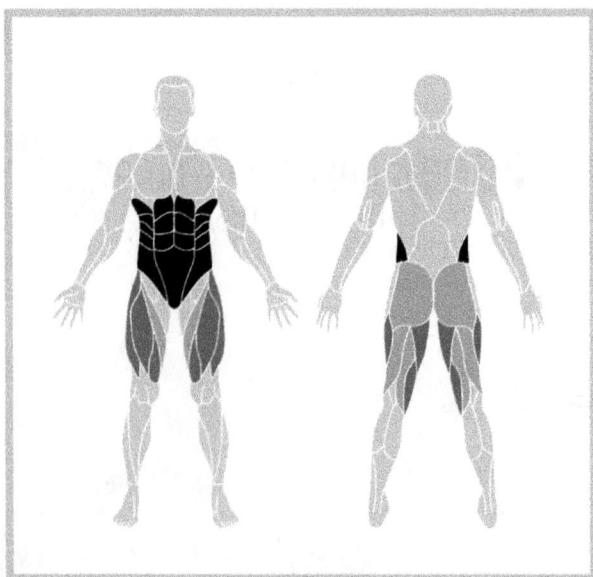

# ABDOS
# SUR CANAPÉ

ENTRAÎNEMENT PAR DAREBEE © darebee.com

**NIVEAU I** 3 séries **NIVEAU II** 4 séries **NIVEAU III** 5 séries **REPOS** jusqu'à 2 min

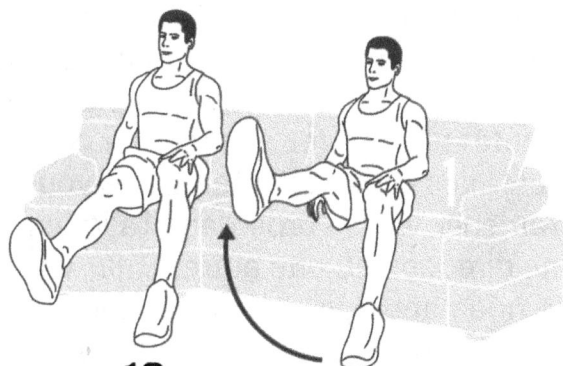

**10** levées de jambes

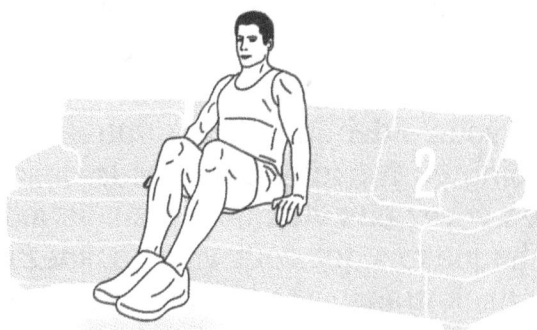

**10-count** genoux levés
maintenus en comptant jusqu'à 10

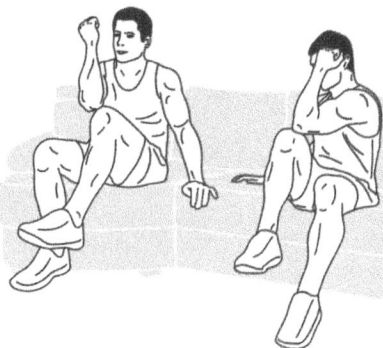

**10** genou-au-coudes

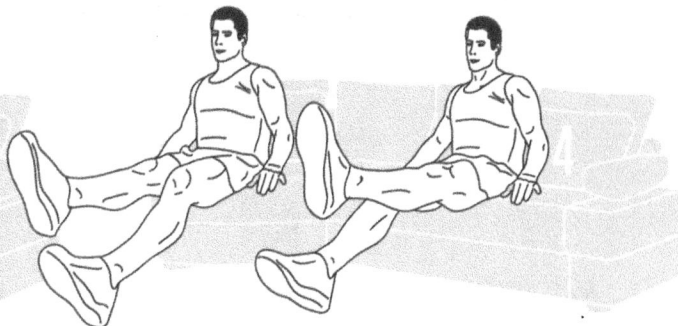

**10** battements de jambes

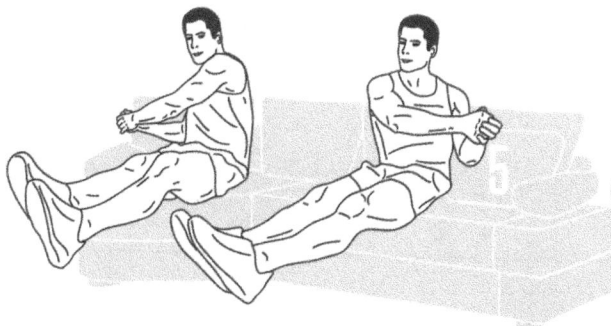

**10** rotations de jambes levées

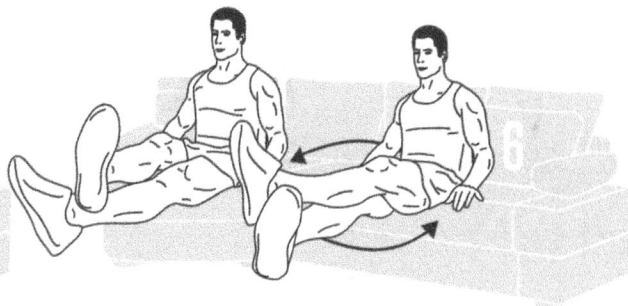

**10** ciseaux

## 98 Abdos Debout

Il y a plus d'une façon d'entraîner vos abdos. La paroi abdominale est composée de quatre groupes musculaires distincts: le muscle grand droit de l'abdomen rectus abdominis (le six pack traditionnel que vous voyez dans les films et que tous les super-héros se ventent) — il vous aide à bouger le bas et le haut de votre corps, ensemble. Les obliques externes — ce sont les muscles qui s'étirent sur vos côtes (ceux qui font vraiment mal si vous faites beaucoup de pompes, rapidement). Ils vous aident à pencher votre corps d'un côté à l'autre (et à lancer un coup de poing ou à sauter par-dessus des obstacles). Les obliques internes — vous ne les voyez pas vraiment, mais ils aident à ramener votre corps dans l'alignement chaque fois que vous vous inclinez dans une direction ou une autre. Enfin, il y a le muscle transverse de l'abdomen — ce que nous appelons si communément «le core». Celles-ci s'enroulent autour de la colonne vertébrale et assurent la stabilité, nous maintiennent debout et nous assurent de ne pas avoir mal au dos de notre posture droite. L'entraînement des abdominaux debout cible les quatre groupes musculaires pour améliorer vos performances.

**Objectif : Abdos**

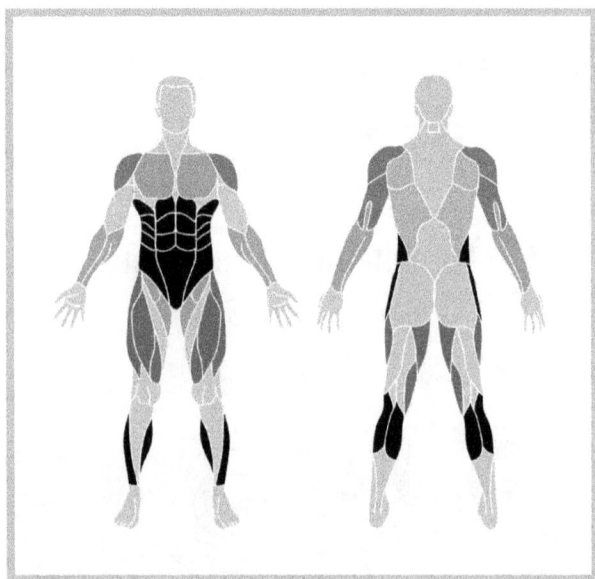

# ABDOS
# DEBOUT

ENTRAÎNEMENT PAR DAREBEE © darebee.com

**Répétez 3 fois** | jusqu'à 2 minutes de repos entre les séries

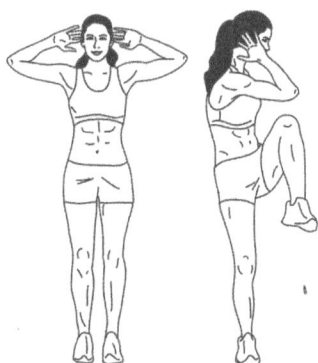

**20** genou-au-coudes

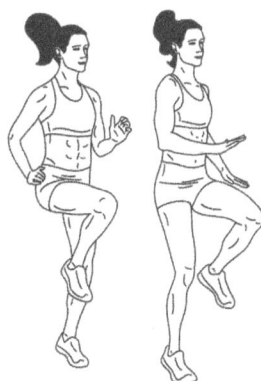

**20** levées de genoux

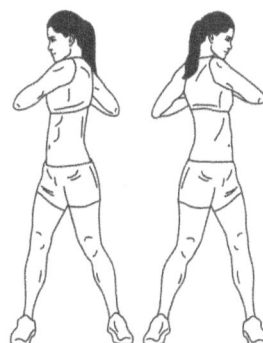

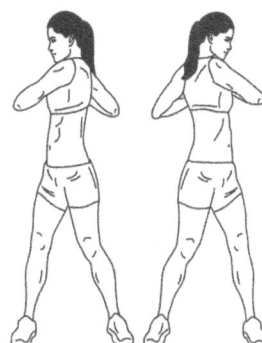

**10** torsions du buste

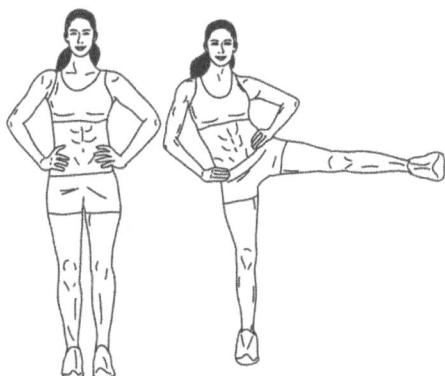

**20** levées de jambe sur le côté

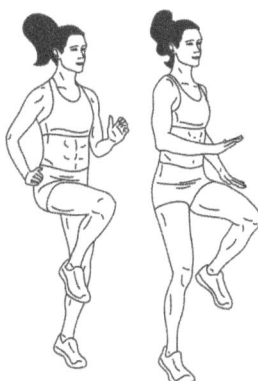

**20** levées de genoux

**10** torsions du buste

## 99 Maître Des Étoiles

Un bon équilibre nécessite un core solide et de grands groupes musculaires de soutien. L'entraînement *Maître Des Étoiles* est conçu pour vous aider à développer le type d'équilibre qui marque des performances athlétiques exceptionnelles et le type de contrôle musculaire dur que les guerriers atteignent.

*Instructions*: tapez chaque point dans le sens des aiguilles d'une montre pendant 3 minutes, puis changez de côté — et tapez chaque point dans le sens inverse des aiguilles d'une montre avec l'autre pied pendant 3 minutes — 6 minutes au total.

**Objectif : Brûle-Graisse**

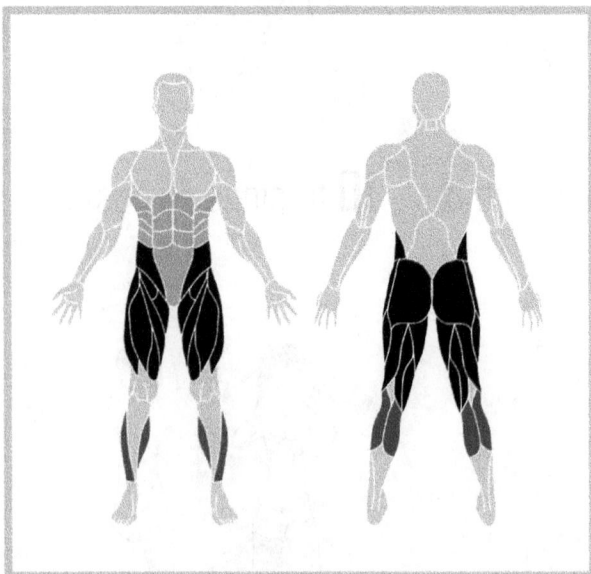

# MAÎTRE DES ÉTOILES

ENTRAÎNEMENT PAR DAREBEE © darebee.com

Instructions : balancez sur un pied et tapez avec l'autre

3 min avec le pied droit dans le sens des aiguilles d'une montre

3 min avec le pied gauche dans le sens inverse des aiguilles d'une montre

6 minutes au total

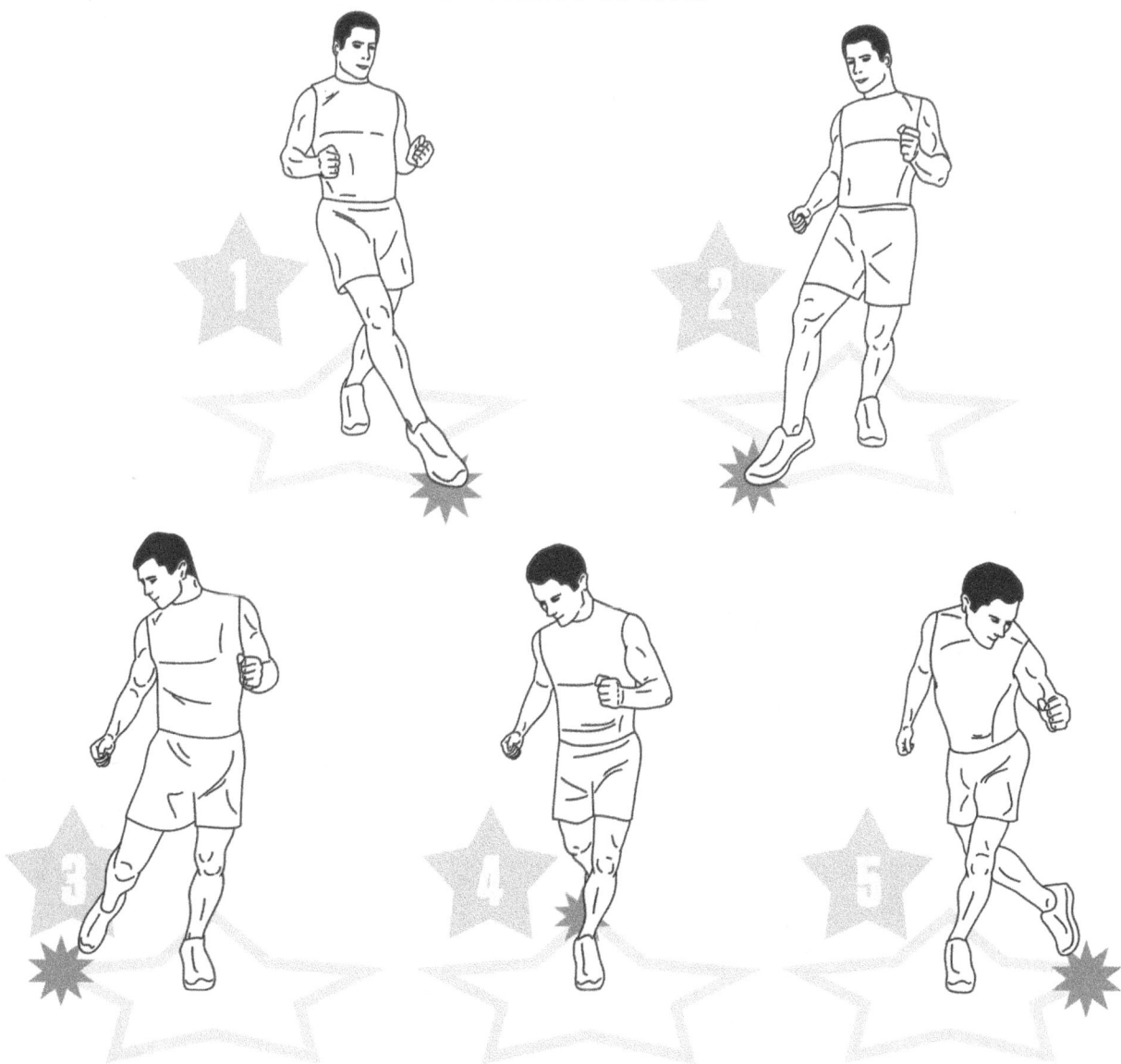

## 100 Cygne

Le ballet a l'air trompeusement facile, mais toute personne qui l'a essayé sait qu'il est exceptionnellement difficile car il nécessite un grand équilibre, de la force, de la flexibilité et de la coordination, sans parler de l'endurance. L'entraînement de ballet est, bien entendu, idéal pour les danseurs, mais il est également utilisé par les acteurs de films d'arts martiaux et les boxeurs qui ont besoin de se déplacer de manière plus créative dans un espace très limité. Essayez-le et commencez à travailler les muscles de votre corps que vous n'avez jamais utilisés correctement auparavant.

**Objectif : Force & Tonification**

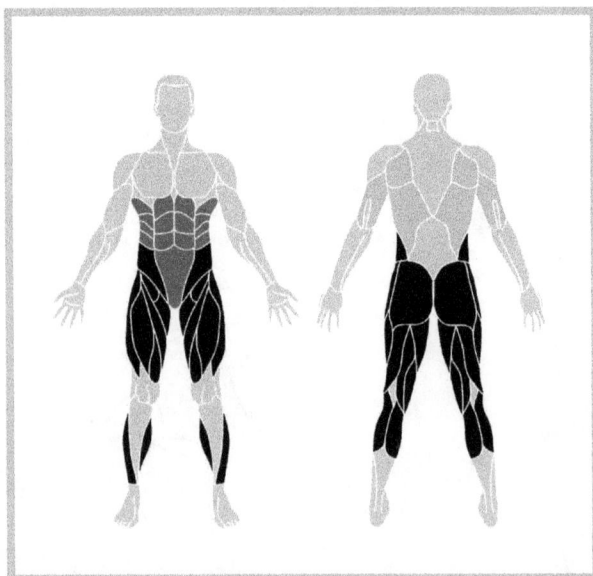

# CYGNE

ENTRAÎNEMENT PAR DAREBEE © darebee.com

**NIVEAU I** 3 séries **NIVEAU II** 5 séries **NIVEAU III** 7 séries **REPOS** jusqu'à 2 min

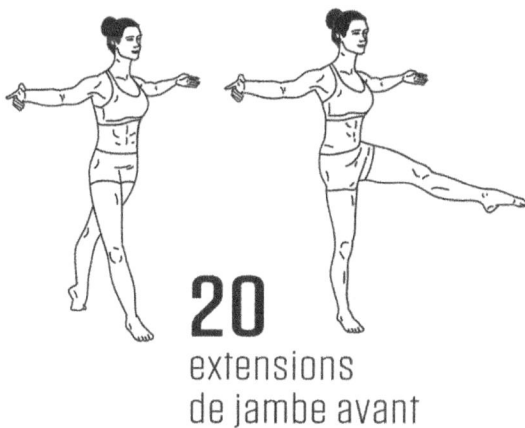

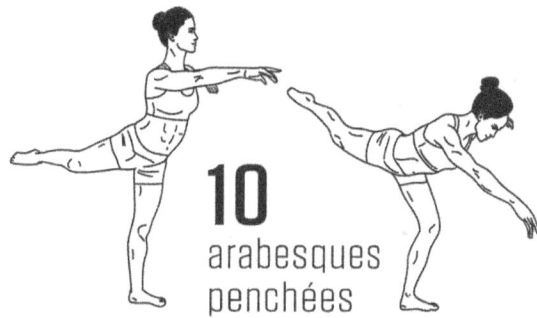

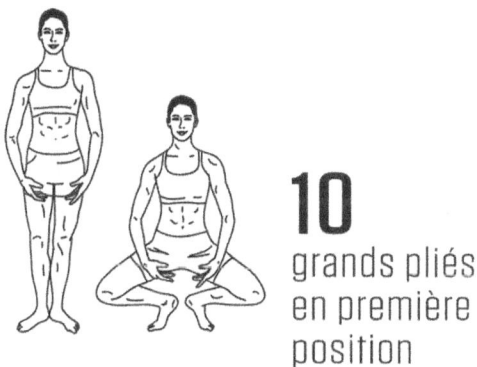

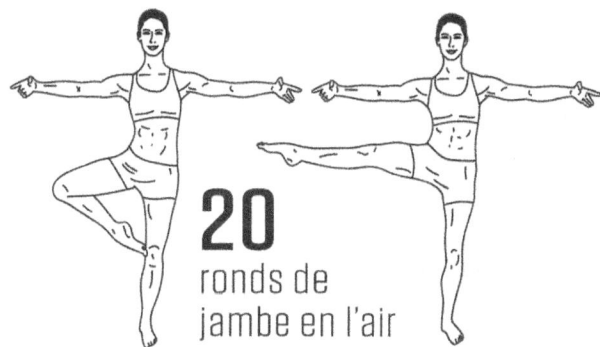

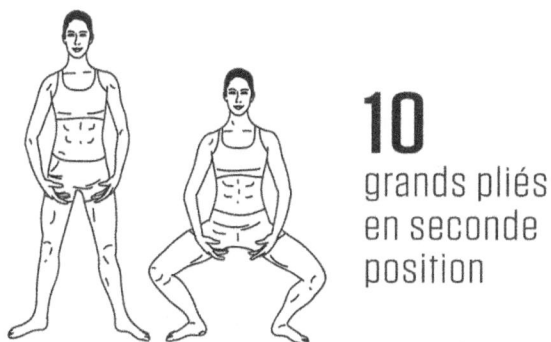

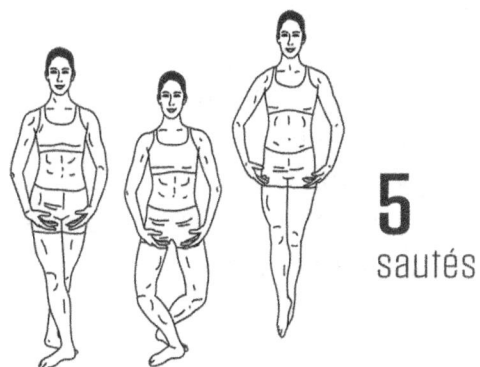

**20**
extensions
de jambe avant

**10**
arabesques
penchées

**10**
grands pliés
en première
position

**20**
ronds de
jambe en l'air

**10**
grands pliés
en seconde
position

**5**
sautés

# LEXIQUE FRANÇAIS – ANGLAIS UTILISÉ DANS CE LIVRE

| | |
|---|---|
| Abdo butt-ups | Butt-ups |
| Battements de jambes | Flutter kicks |
| Boxe dans le vide | Shadow boxing |
| Bras écartés | Double chest expansions |
| Bras écartés maintenus | Raised arm hold |
| Bûcherons | Cross chops |
| Burpees basiques avec saut | Basic burpees with jump |
| Cercles avec jambes levées | Raised leg circles |
| Cercles de bras | Raised arm cercles |
| Chien tête en haut | Upward dog |
| Ciseaux | Scissors |
| Ciseaux rapides | Fast scissors |
| Coup de coude | Elbow strike |
| Coup de paume | Palm strike |
| Coup de pied de face | Front kicks |
| Coups de genou | Knee strikes |
| Coups de pied lents | Slow front kicks |
| Coups de pied sur le côté | Side kicks |
| Coups de poing | Punches |
| Coups de poing en position assise | Sitting punches |
| Crunchs avec jambes levées | Raised legs crunches |
| Crunchs bras tendus | High crunches |
| Crunchs bras-genoux | Knee crunches |
| Crunchs genou-au-coude | Knee-to-elbow crunches |
| Crunchs inversés | Reverse crunches |
| Crunchs rameur | Crunch kicks |
| Diver pompes | Diver push-ups |
| Écarté-serré en planche | Plank jacks |
| Fente latérale maintenue | Deep lunge hold |
| Fentes / ou Lunges | Lunges |
| Fentes avec coups de main | Lunge push strikes |
| Fentes avec levée de genou | Lunge step-ups |
| Fentes latérales | Side lunges |
| Fentes latérales rapides | Fast side-to-side lunges |
| Fentes profondes lentes | Slow side lunges |
| Fentes sautées | Jumping lunges |
| Flexion avant debout | Gravity toe touches |
| Flexion avant en équilibre maintenue | Bent over balance hold |
| Flexion avant maintenue | Bent over hold |
| Flexions de buste en avant | Forward bends |
| Genou levé maintenu | Raised knee hold |
| Genou-au-coudes | Knee-to-elbows |

| | |
|---|---|
| Grand écart latéral | Side splits |
| Grimpeurs | Climbers |
| Grimpeurs lents | Slow climbers |
| Grimpeurs toucher-pied | Climber taps |
| Levée de jambes maintenu | Raised leg hold |
| Levées de bras | Arm raises |
| Levées de bras à l'horizontale | Side arm raises |
| Levées de bras en planche | Plank arm raises |
| Levées de genoux | High knees |
| Levées de jambe en planche | Plank leg raises |
| Levées de jambes | Leg raises |
| Levées du buste | Sit-ups |
| Levées du buste avec coup de poing | Sit-up punches |
| Levées du buste papillon | Butterfly sit-ups |
| Levées latérales de jambes | Side leg raises |
| Marche de l'ours | Bear crowl |
| Mi-squats dos au mur | Wall half squats |
| Mouvements de jambes sur le côté | Side leg swings |
| Pas chassés en mi-squat | Half squat rows |
| Planche basse | Push-up plank |
| Planche body saw (la scie) | Body saw |
| Planche en comptant jusqu'à 10 | 10-count plank |
| Planche jambe levée | Raised leg plank |
| Planche latérale | Side plank |
| Planche latérale en étoile | Side star plank |
| Planche sur les coudes / les avant-bras | Elbow plank |
| Planches avec rotations | Planks with rotations |
| Planches dynamiques | Up and down planks |
| Pompes | Push-ups |
| Pompes dynamiques vers fentes | Push-ups into lunges |
| Pompes jambe levée | Raised leg push-ups |
| Pompes lentes | Slow push-ups |
| Pompes mains décalées | Staggered push-ups |
| Pompes pieds croisés | Stackedfeet push-ups |
| Pompes prise étroite | Close grip push-ups |
| Pompes prise large | Wide grip push-ups |
| Pompes rapides | Fast push-ups |
| Pompes sautées | Power push-ups |
| Pompes toucher-épaule | Shoulder tap push-ups |
| Pompes triceps | Tricep push-ups |
| Ponts | Bridges |
| Ponts complets | Full bridges |
| Ponts jambe levée | Raised leg bridges |
| Ponts sur une jambe | One legged bridges |
| Position en étoile | Star hold |

| | |
|---|---|
| Position jambe levée en équilibre | Balance stand |
| Rotations en planche | Side planks rotations |
| Rotations latétales de bras | Arm rotations |
| Rotations russes | Sitting twists |
| Sauts « bounce » | Bounce |
| Sauts de côté | Side-to-side hops / Side-to-side jumps |
| Sauts écarté-serré | Half jacks |
| Sauts en frappant les talons | Hop heel clicks |
| Sauts en position planche | Plank jump-ins |
| Sauts hauts en frappant les talons | High jumps with heel click in the air |
| Sauts toucher-pied alternés | Toe tap jumps, toe tap hops |
| Squats lents | Slow squats |
| Squats rapides | Fast squats |
| Squats sautés | Jump squats |
| Squats sur place | Split squats |
| Talons fesses | Butt kicks |
| Talons levés | Calf raises |
| Torsions du buste | Twists |
| Toucher-épaules en planche | Shoulder taps |

www.ingramcontent.com/pod-product-compliance
Lightning Source LLC
Chambersburg PA
CBHW081805290326
41931CB00050BA/3225